전방십자인대 손상 후 운동치료/재활치료 프로토콜
(선수용)

Ha's Protocols in Sports Medicine

Protocols in Exercise/Rehabilitation after ACL injury
(For Athletes)

하 철 원

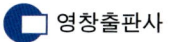
영창출판사

전방십자인대 손상 후
운동치료/재활치료 프로토콜 (선수용)

초판 인쇄 / 2018년 8월 10일
초판 발행 / 2018년 8월 17일

저　　자 : 하 철 원
발 행 인 : 한 동 훈
발 행 처 : 영창출판사 / www.orthobook.com
　　　　　서울시 영등포구 63로 32, 705호
　　　　　(여의도동, 라이프콤비빌딩)
　　　　　Tel. 02) 926-3221　Fax. 02) 924-3227
등　　록 : 제7-821호
일러스트 : 어 수 익
I S B N : 978-89-92676-64-9　93510
정　　가 : 20,000원

저자와 합의하여 인지를 생략합니다.
낙장이나 파본된 책은 교환해 드립니다.

서문 (序文)

　슬관절 전방십자인대 손상은 슬관절 분야의 스포츠 손상 중 가장 심각하면서도 비교적 흔한 손상으로서, 그 중요성이 막대합니다. 이러한 전방십자인대의 손상 후 비수술적 치료 혹은 수술적 치료를 받게 되는 경우를 막론하고, 이에 따른 운동치료/재활치료의 중요성은 아무리 강조하여도 지나치지 않다 할 것입니다.

　하지만, 많은 경우에 전방십자인대에 대한 수술적 혹은 비수술적 치료 시에 매우 중요한 것으로 이렇게 잘 알려져 있는 운동치료/재활치료가 환자에게 강조되지 않고 간과되거나, 전문성이 부족한 일부 치료센터 등에서 정확한 전방십자인대 회복 상태의 판단 없이 프로그램이 진행되어 회복이 늦어지거나, 치료 완료 후에도 상당한 기능제한이 남게 되거나, 또는 향후 전방십자인대 재파열의 한 요인이 되는 경우가 종종 발생하고 있는 것이 현실이라 하겠습니다.

　실제적으로, 이러한 치료를 담당하고 있는 많은 의료진들 중에서도 이러한 운동치료/재활치료 프로그램에 대한 충분한 이해나 상세한 지식이 부족한 경우도 흔하고, 또한, 바쁜 진료실에서 이를 일일이 지도하는 것 또한 현실적으로 매우 어려운 실정입니다. 또한, 이러한 운동치료/재활치료 프로그램을 위한 프로토콜도 스포츠의학의 발전과 함께 계속 발전하고 있기에 이를 최신지견으로 유지하는 것도 쉽지 않은 일이라 하겠습니다.

그동안 현장에서 많은 일반인과 선수들에게 발생한 전방십자인대의 손상을 치료하면서, 환자 및 의료진에게 실질적인 도움이 될만한 방안이 무엇일까를 고민하다가, 최근에 저희 팀에서 최신지견으로 업데이트하여 사용 중인 전방십자인대 손상에 대한 운동치료/재활치료 프로그램의 프로토콜을 책자로 발간하여 전방십자인대 손상에 대한 운동치료, 재활치료 담당자를 포함한 다양한 직종, 지역의 의료진 및 전방십자인대 손상으로 치료받는 환자(일반인 및 선수)들에게 보급함으로써, 좀 더 쉽게, 하지만 학술적으로는 더욱 정확하게 이러한 운동치료, 재활치료를 시행하고, 시행 받을 수 있도록 하고자 하여 본 책자를 발간하게 되었습니다.

전방십자인대 손상 후 수술적 혹은 비수술적 치료시의 운동치료/재활치료 프로토콜은 세계 각지의 센터마다, 또 각 의료진마다 각각 고유의 원칙이나 경험에 따라 조금씩 다른 방법들을 적용하고 있으므로, 본 책자에 기술된 내용이 가장 좋은 방법이라고 할 수는 없겠으나, 비교적 최근까지 정설로 인정받고 있는 방법들을 최대한 반영하였기에, 이를 바탕으로 현장에서 사용하는 데에는 큰 무리가 없을 것으로 조심스럽게 생각합니다.

아직 미흡한 부분들이 많지만, 초판에서의 부족한 부분에 대한 지적을 적극 수용하고 보충하여 추후 개정판을 만들 계획으로 있으니, 많은 격려와 성원을 부탁드립니다. 이 책이 슬관절 전방십자인대 손상 관련 분야에서 종사하시는 다양한 직종 및 지역의 의료진 및 치료받는 환자, 선수들에게 전방십자인대 손상 후 운동치료/재활치료의 교육 및 실행에 도움이 되기를 기대합니다.

항상 저의 가장 존경스러운 스승으로 제 마음 속에 살아계시는 제 선친 하권익 교수님께 가장 먼저 감사의 말씀을 올리고, 저의 서울대학교병원 정형외과 수련 중 슬관절 부분에 대하여 많은 가르침을 주신 성상철 교수님을 비롯한 은사님들, 삼성서울병원 정형외과에서 슬관절 전임의 시절 많은 가르침을 주신 안진환 교수님, 책을 집필하고 출판하는 과정에 관하여 많은 조언을 해 주신 조우신 교수님, 삼성 서울병원 정형외과 교수로 근무하는 동안 많은 성원과 격려를 해 주신 삼성서울병원 정형외과 의국 교수님들, 그리고 저의 진료와 연구에 항상 큰 도움을 주는 전임의, 전공의, 간호사 선생님들 및 모든 의국원 여러분들께도 큰 감사를 드립니다. 또한, 이 책에 삽입된 삽화를 그려주신 어수익선생님에게도 감사드리고, 미진함에도 불구하고 흔쾌히 출간을 허락하여 주신 영창출판사 한동훈 대표님께도 감사드립니다. 특히 이 책을 집필하는데 도움을 주신 삼성서울병원 스포츠 의학센터 박원하 교수님과 김도경 선생님에게도 큰 감사를 드리며 필요한 자료들을 정리하는 데에 노고를 아끼지 않고 크게 기여하여 준 김세준, 김만영, 조재우, 정현석, 한정원, 노진욱 선생님들에게도 진심으로 감사의 마음을 전합니다.

2018년 8월 19일
저자 하 철 원

이 책을 잘 활용하는 방법

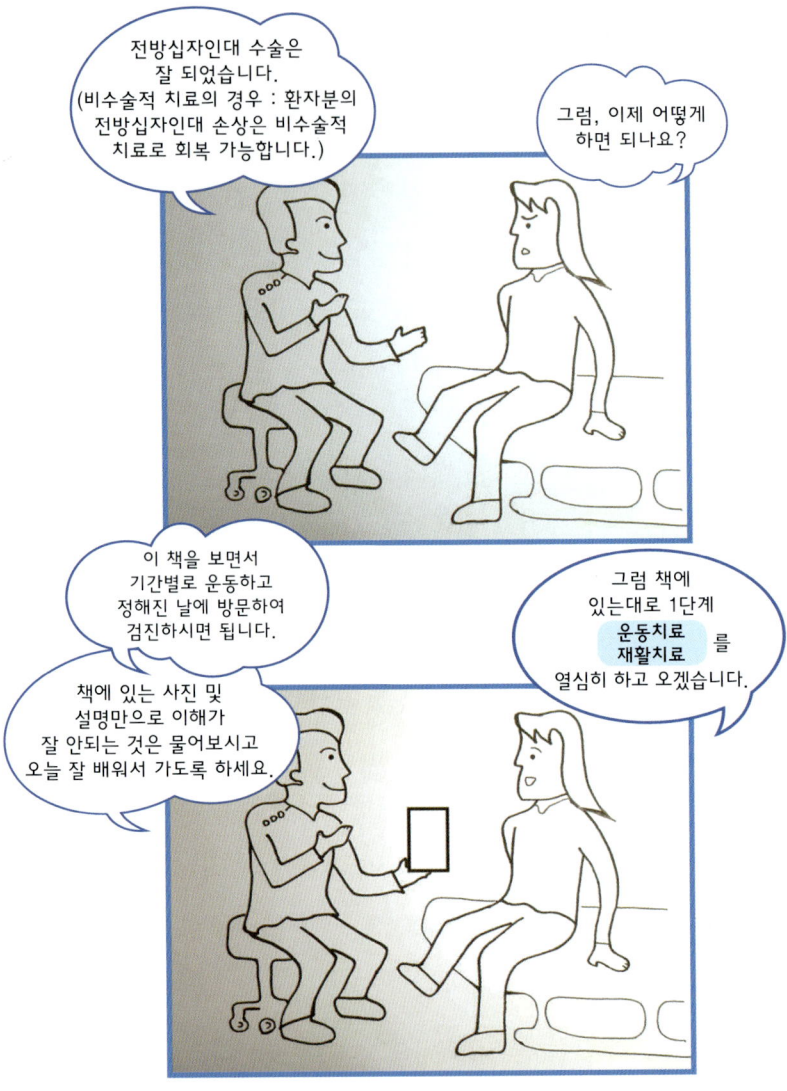

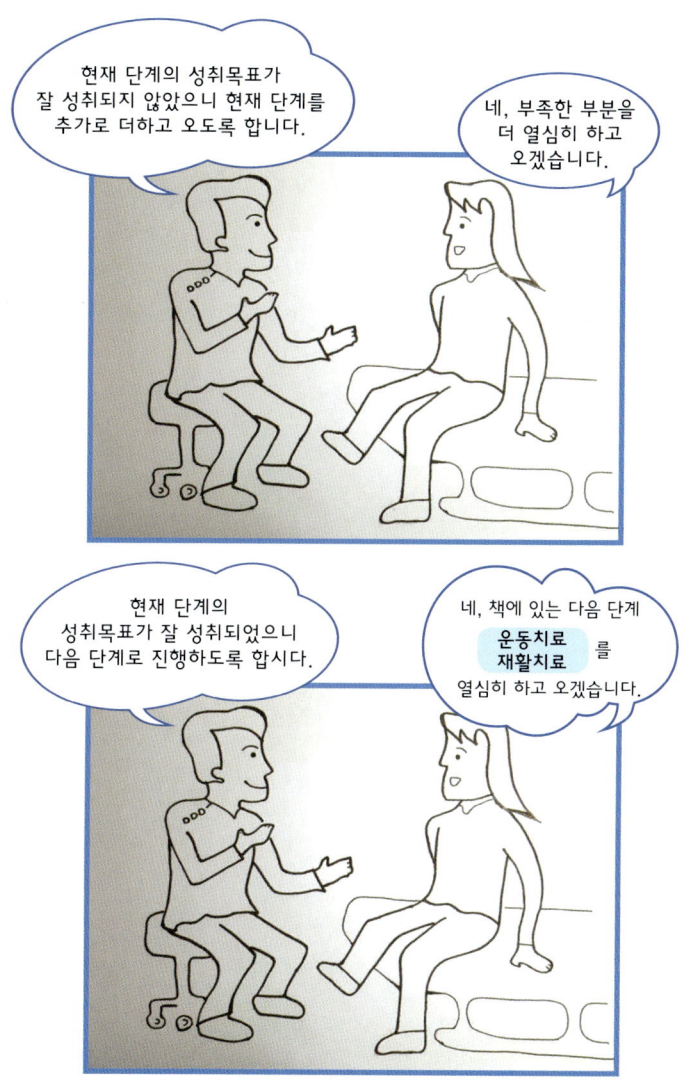

목 차

이 책의 프로토콜에 있는 운동치료/재활치료 기본 소개 ·············· 11

제 1기
손상 후(또는 수술 후)부터 2주까지 운동치료/재활치료[손상(수술) 직후] ········ 19

제 2기
2주부터 6주까지 운동치료/재활치료[손상(수술) 후 초기] ····················· 29

제 3기
6부터 8주까지 운동치료/재활치료[손상(수술) 후 후기/이행기 1단계] ·········· 43

제 4기
8부터 10주까지 운동치료/재활치료[손상(수술) 후 후기/이행기 2단계] ········ 57

제 5기
10부터 12주까지 운동치료/재활치료[손상(수술) 후 후기/이행기 3단계] ········ 73

제 6기
3개월부터 6개월까지 운동치료/재활치료[스포츠 활동을 위한 준비 단계] ········ 89

제 7기
6개월부터 12개월까지 운동치료/재활치료[스포츠 활동으로 복귀] ·············· 105

※ 본 프로그램은 선수용 입니다.
  일반인용 프로그램 안내 책자는 별도로 발간되어 있습니다.

※ 전방십자인대 손상(또는 수술) 후 시기에 따른 운동치료 프로그램은 1기부터
  7기까지 나누어 진행되며, 사진을 첨부하여 이해하기 쉽도록 하였습니다.

이 책의 프로토콜에 있는 운동치료/재활치료 기본 소개

각 치료 시기별 상세 프로토콜은 다음 장부터 소개되어 있습니다.

01 전방십자인대 역할 및 치료의 목적

 전방십자인대는 슬관절의 전방 전위 시 86%에 이르는 저항력을 받으며, 회전 시 축을 이루어 슬관절에 전방 안정성을 제공하고 과신전, 회전을 방지하는 중요한 역할을 합니다. 전방십자인대의 손상은 관절의 불안정성을 초래하게 되고 이로 인해서 활동 제한, 주위 조직의 손상을 일으켜 장기적으로 퇴행성 관절염을 초래할 수 있어 적극적인 치료가 필요합니다.

02 운동치료/재활치료의 일반 원칙

 운동치료 초기에는 관절운동범위의 증가, 부종의 감소, 동통의 조절에 중점을 두며, 통증이 없는 범위 내에서 등척성 운동을 통한 근력 강화 운동을 시행합니다. 이후 완전한 관절운동범위를 확보하고, 슬관절의 신전근과 굴곡근의 근력강화를 시행하게 되고, 마지막으로는 지구력과 고유감각 기능을 강화시키고 스포츠 활동 등의 복귀를 위한 기능적 훈련을 하게 됩니다.

03 운동치료/재활치료의 기초에 대한 이해

1. 통증과 붓기 관리 : 염증반응을 없애지 못하면 통증으로 인해 관절이 굳거나 근위축이 심해져서 재활이 늦어지게 됩니다. 또한 부종과 통증으로 슬관절의 기능장애가 오기 때문에 심장보다 무릎을 높게 올려 놓고 냉찜질이나 압박을 하여 관절 내 부종을 제거해 주는 것이 중요합니다.

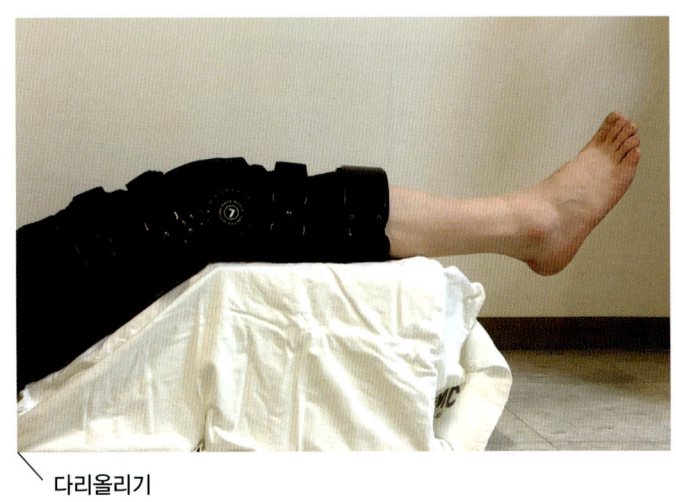

다리올리기

2. 관절 운동 및 스트레칭 : 슬관절의 조기 운동은 수술 후 통증과 관절 내 부종의 감소 효과가 있으며 관절 내 흉터 조직의 형성과 관절막 구축을 방지해 줍니다. 또한 관절연골의 영양 공급에도 도움이 되며 수술 후에는 이식한 인대의 치유 반응에도 유리하게 작용합니다. 관절 운동에 있어 슬개골의 운동성이 떨어지면 관절이 굳을 수 있으므로 슬개골의 운동성을 확보하는 것이 정상 슬관절 운동 범위를 얻는데 중요합니다. 슬관절을 펴는 운동 역시 중요한

데 조기에 완전히 펴지지 않으면 관절막의 구축 등으로 인하여 완전히 펴지기 어려울 수 있기 때문입니다.

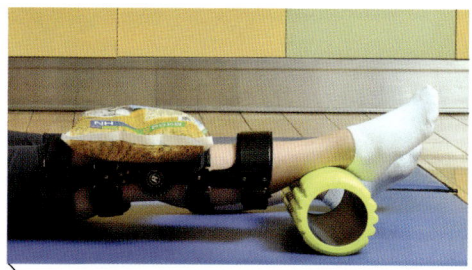

무릎 완전히 펴기

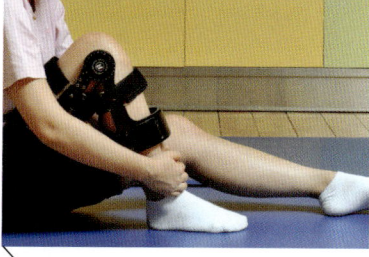

발목 당겨 무릎 굽히기

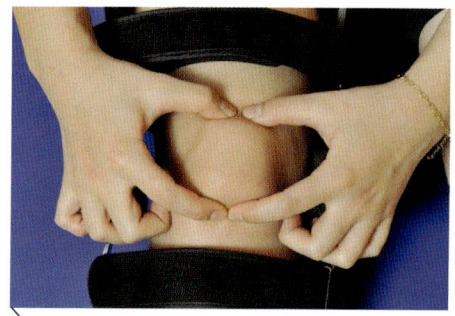

슬개골 가동 운동

3. 근력강화운동치료의 종류 : 예를 들면 다음과 같은 운동들이 포함됩니다.

i. 등척성 운동 근섬유의 수축은 일어나지만 근육의 길이가 변하지 않는 운동의 형태입니다. 시행하기 쉽고, 관절이 고정된 상태로 운동을 하여 관절에 무리를 주지 않으므로 재활 초기부터 시행합니다. 이는 근육의 위축을 막아주며 조직 내 삼출액의 순환을 촉진시켜 부종 완화에 효과적입니다.

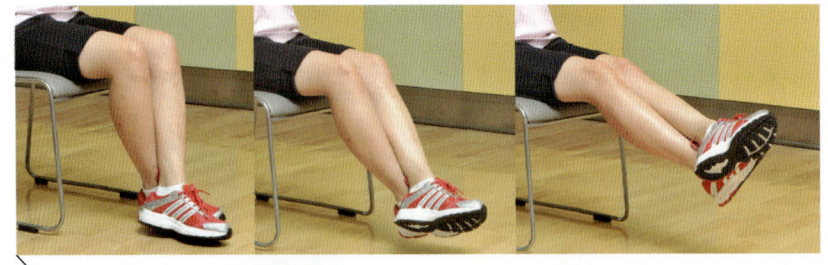

90도, 60도, 30도에서 등척성 운동

ii. 닫힌 사슬 운동(CKC)과 열린 사슬 운동(OKC) 닫힌 사슬 운동은 발이 체중부하를 받으며 일어나는 운동이고, 족관절, 슬관절, 고관절로 힘이 균등하게 전달되고 일상생활과 비슷한 면이 많아 편하게 시행할 수 있는 반면, 열린 사슬 운동은 발이 땅이나 다른 면에 접촉되지 않은 상태에서 하는 운동이며 힘이 슬관절로만 전달되게 됩니다.

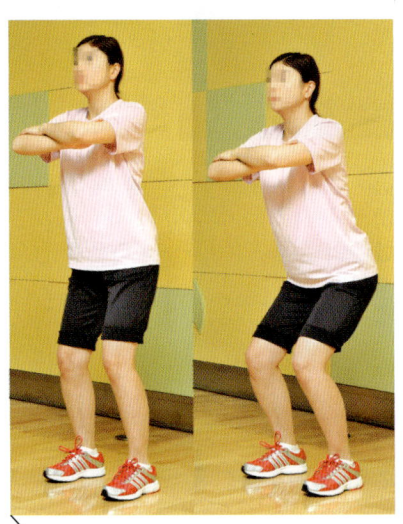

닫힌 사슬운동(CKC) : 반만 쪼그려 앉기

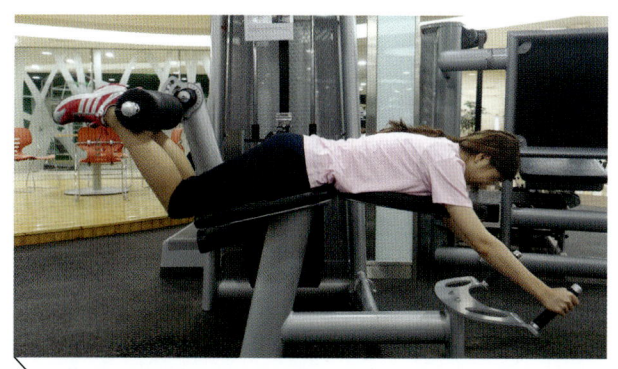
열린 사슬운동(OKC) : 햄스트링 컬

4. 신경근육 트레이닝 : 신경근육 트레이닝은 공중에서 몸이 어떻게 있고(위치) 유지하는지(움직임)와 관계가 있습니다. 또한 위치와 움직임 감각의 피드백을 통해 관절의 안정성을 유지하고, 운동의 협응을 도와줍니다. 예를 들면 다음과 같은 운동들이 포함됩니다.

i. 균형감각 훈련과 고유감각 훈련 두 발로 서서 좌우 또는 전후 방향으로 체중을 이동시키는 동작으로 시작하는데, 이러한 동작은 체중의 이동을 느끼게 해주고 체중을 지탱할 수 있다는 자신감을 갖도록 해줍니다. 다음으로 컵 세워 놓고 걷기를 통해 고관절과 슬관절의 굴곡을 증가시켜 줍니다. 양발 또는 한발로 서서 유지하는 훈련도 시행합니다.

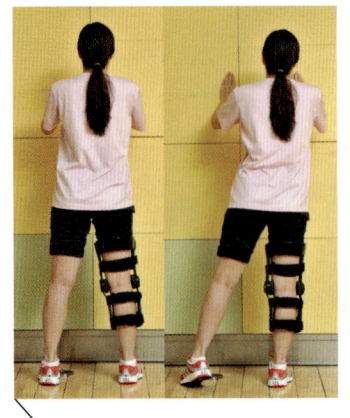
체중 이동 운동

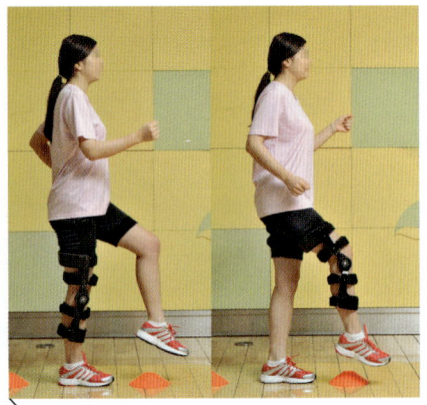
컵 세워 놓고 발 들어 걷기

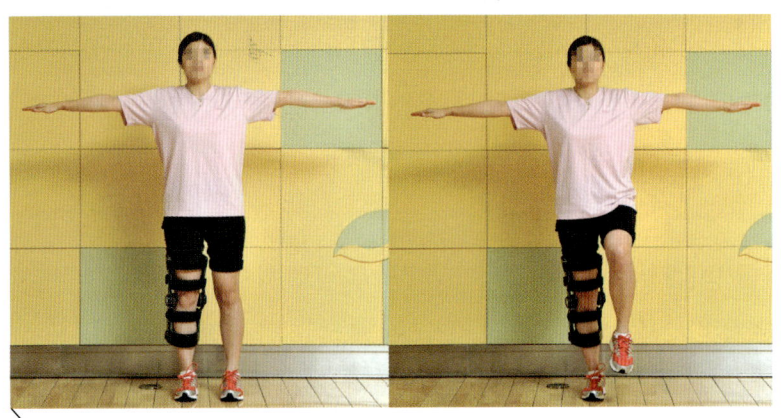
한발로 서기

5. 근지구력 향상 운동 : 근지구력은 근육 수축을 유지하고 반복된 수축을 수행할 수 있는 근육의 능력입니다. 지구력 운동은 스테미너와 지구력을 증가시키기 위한 중요한 운동으로, 다양한 운동 기간과 강도로 시행합니다. 예를 들면 다음과 같은 운동들이 포함됩니다.

자전거, 계단 오르기 등

6. 플라이오메트릭 운동 : 플라이오메트릭 운동은 힘을 강화시키는 방법입니다. 근육의 자연적인 탄성요소를 사용하며, 더 강하고 빠른 근육 반응을 위해 신경학적 반사를 이용합니다. 가장 기본은 착지 자세의 중요성입니다. 체중을 발 앞쪽에 두고 양 발을 어깨 넓이로 벌리고 슬관절은 20~30도 굴곡한 자세로 착지해야 부상을 예방할 수 있습니다.

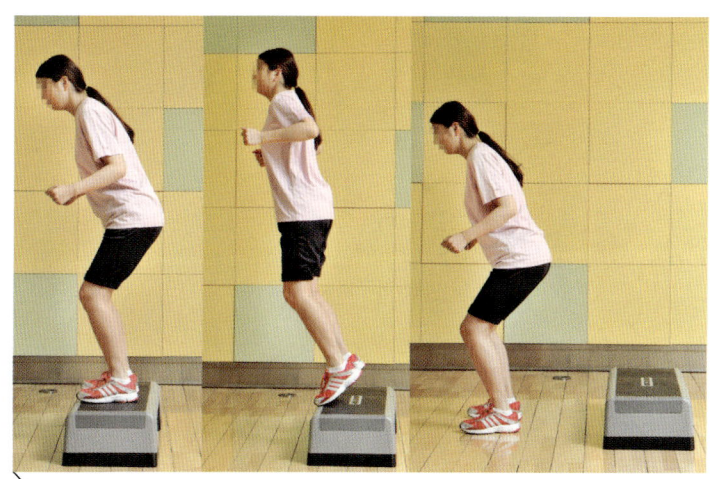

낮은 높이에서 양발로 뛰어 내리기

7. 민첩성 및 스포츠 특화 운동 : 민첩성은 훈련을 통해 향상될 수 있으나 낙상 예방이 중요합니다. 스포츠 특화 운동은 폭발적인 움직임의 반복을 요하며, 손상의 가능성이 높으므로 주의 해야 합니다. 처음에는 직선으로 달리다

가 걷기를 교대로 합니다. 이후 익숙해지면 옆으로 뛰기, 직선으로 달리다가 45도 혹은 90도 방향으로 전환하여 뛰는 훈련을 시행합니다.

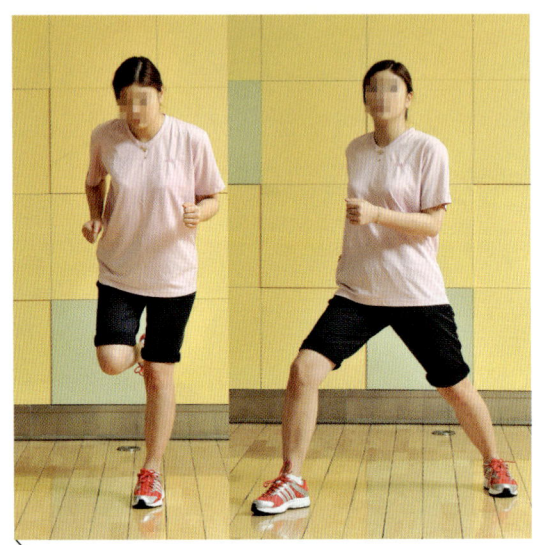

달리다가 45도 방향 바꾸기

제 1기

손상 후(또는 수술 후)부터 2주까지
운동치료/재활치료
[손상(수술) 직후]

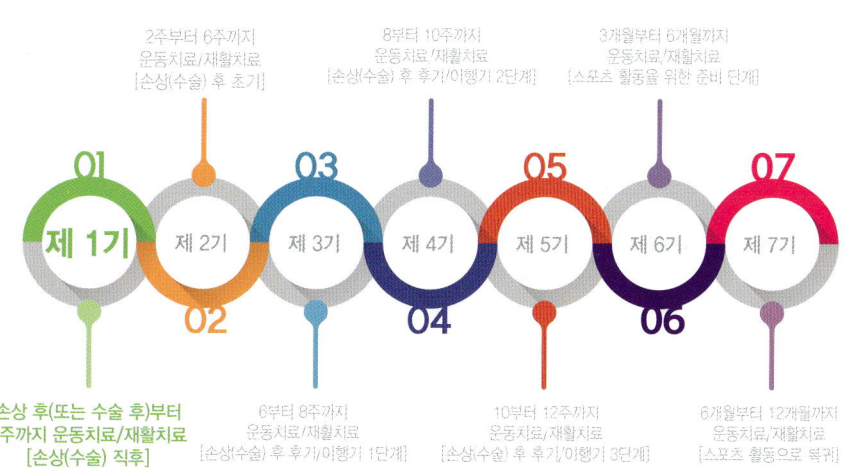

Ha's Protocols in Sports Medicine

Protocols in Exercise/Rehabilitation after ACL injury

손상시 — **〈제 1기〉**
  손상 후(또는 수술 후)부터 2주까지 운동치료/재활치료
2주 — [손상(수술) 직후]

3주 — **〈제 2기〉**
  2주부터 6주까지 운동치료/재활치료
  [손상(수술) 후 초기]

6주 — **〈제 3기〉**
  6부터 8주까지 운동치료/재활치료
  [손상(수술) 후 후기/이행기 1단계]

8주 — **〈제 4기〉**
  8부터 10주까지 운동치료/재활치료
  [손상(수술) 후 후기/이행기 2단계]

10주 — **〈제 5기〉**
  10부터 12주까지 운동치료/재활치료
  [손상(수술) 후 후기/이행기 3단계]

12주 —

3개월 — **〈제 6기〉**
  3개월부터 6개월까지 운동치료/재활치료
  [스포츠 활동을 위한 준비 단계]

6개월 — **〈제 7기〉**
  6개월부터 12개월까지 운동치료/재활치료
  [스포츠 활동으로 복귀]

12개월 — **스포츠 활동으로 복귀**

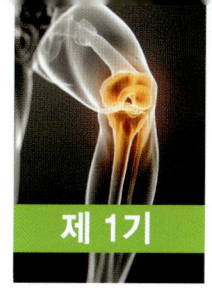

제 1기

손상 후(또는 수술 후)부터 2주까지 운동치료/재활치료
[손상(수술) 직후]

1. 통증과 붓기 관리

① 얼음찜질 : 무릎이 전체적으로 시원해지도록 냉찜질 해 줍니다.
② 압박 : 탄력 붕대나 보호대를 사용하여 무릎을 압박하여 줍니다.
③ 다리 올리기 : 누운 자세에서나 앉은 자세에서 종아리 부위를 받쳐서 무릎부터 발까지 심장보다 높게 유지해 줍니다.

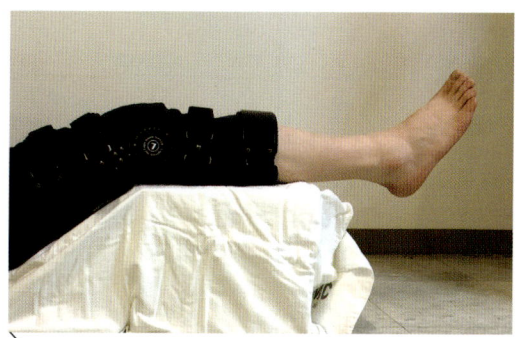

다리 올리기
- 무릎에서 발까지 밑에 베개를 놓습니다.
- 무릎부터 발까지 심장 높이 보다 높게 유지합니다.
- 휴식 시는 항상 이 자세로 있는 것이 좋습니다.

2. 보호

① 전방십자인대 보조기 착용 : 각도를 0~90도로 설정하여, 0~90도 내에서 움직입니다.
② 목발을 사용하여 걸을 때 넘어지거나 다치지 않게 주의합니다.
③ 가능한 만큼 체중부하하며 걷습니다.

3. 관절 운동 및 스트레칭

① 무릎 펴기 운동 : 먼저 무릎을 완전히 펼 수 있도록 합니다.

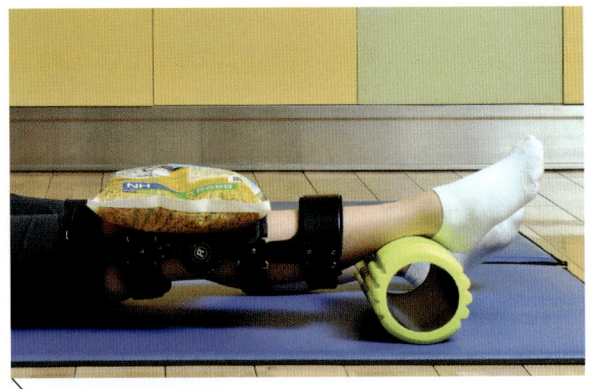

무릎 완전히 펴기

- 발목 밑에 베개를 놓습니다.
- 무릎 부위에 5kg 정도의 하중(쌀자루 등)을 올려 놓고 무릎이 완전히 펴지게 합니다. 목표 0도.
- 20분간 누르기
- 수시로, 최대한 많이

② 발목 당겨 무릎 굽히기 : 0~90도 내에서 구부렸다 폈다 움직여 줍니다.

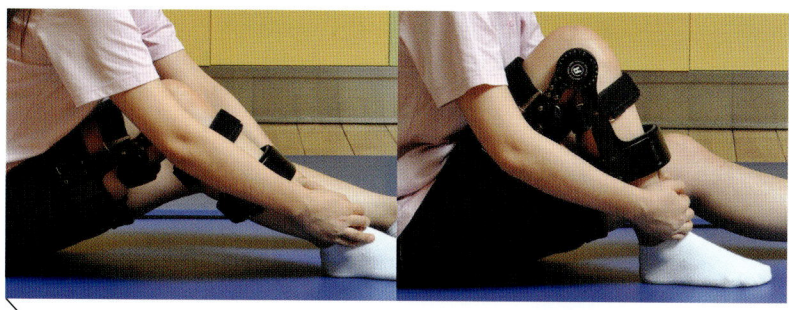

발목 당겨 무릎 굽히기

- 바닥에 앉은 후 양손으로 발목을 잡고, 다리를 엉덩이 쪽으로 잡아 당겨줍니다. 목표 90도.
- 구부린 상태로 30초간 버틴 후 다시 무릎을 펴줍니다.
- 수시로, 최대한 많이

③ 슬개골 가동운동 : 무릎을 편 상태에서 무릎에 힘을 빼고 슬개골을 잡고 상하좌우로 움직여 줍니다.

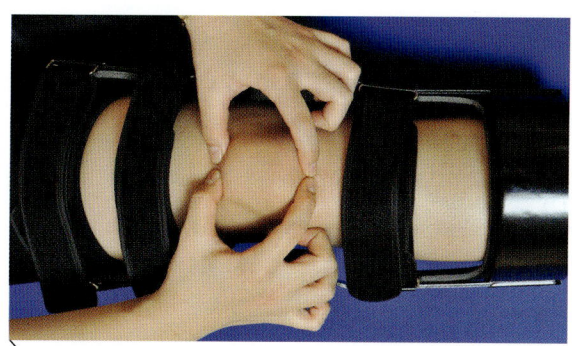

슬개골 가동 운동

- 무릎을 편 상태에서 슬개골을 엄지와 검지 손가락으로 잡아줍니다.
- 슬개골을 전, 후, 좌, 우로 밀어준 상태에서 각각 위치에서 10초간 멈춰줍니다.

④ 스트레칭 : 종아리와 햄스트링 근육 스트레칭을 실시합니다.

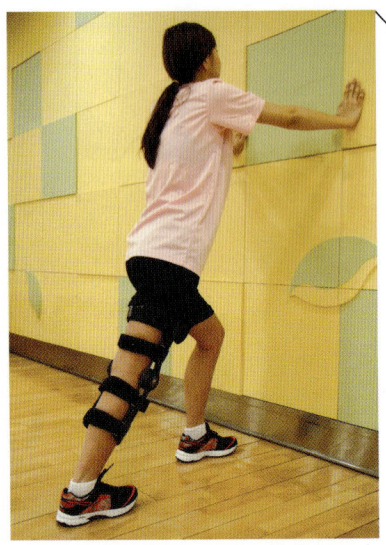

종아리 스트레칭

- 건측 다리를 앞으로 내디딘 상태에서 수상 다리의 발꿈치는 땅에 붙이고, 무릎은 쫙 펴줍니다.
- 30초간 유지, 수시로 많이

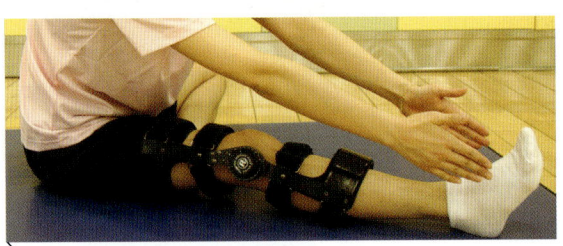

햄스트링 근육 스트레칭

- 수상 다리를 앞으로 쭉 뻗고 무릎은 쫙 펴줍니다.
- 손을 뻗으면서 상체를 숙여줍니다.
- 30초간 유지, 수시로 많이

4. 근력강화운동치료

① 보조기를 착용한 상태로 대퇴사두근 강화 운동 및 하지 직거상 운동을 합니다.

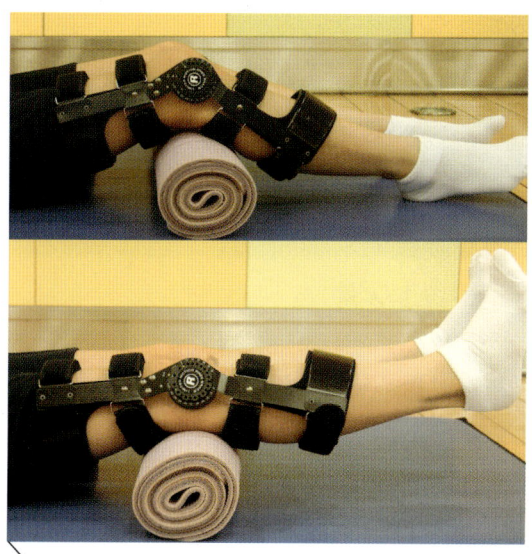

대퇴사두근 강화 운동

- 무릎 밑에 베개를 놓습니다.
- 발끝은 몸 쪽으로 잡아당긴 후 다리를 완전히 펴고 멈춘 후 10초간 유지합니다. 기지개 펴듯이 무릎을 끝까지 펴주는 느낌으로 해야 합니다.
- 10~15회 반복
- 매일 100회 이상

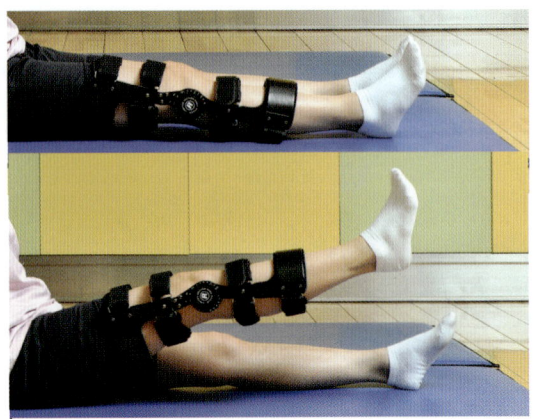

하지 직거상 운동

- 무릎을 완전히 펴고 다리를 들어올린 상태로 멈춘 후 10초간 유지 한 후 다리를 천천히 내립니다.
- 10~15회 반복
- 3세트 실시

5. 신경근육 트레이닝

① 체중이동 운동 : 벽과 같은 지지대를 짚고 두발로 선 상태에서 다친 다리 쪽으로 체중을 실어 줍니다.

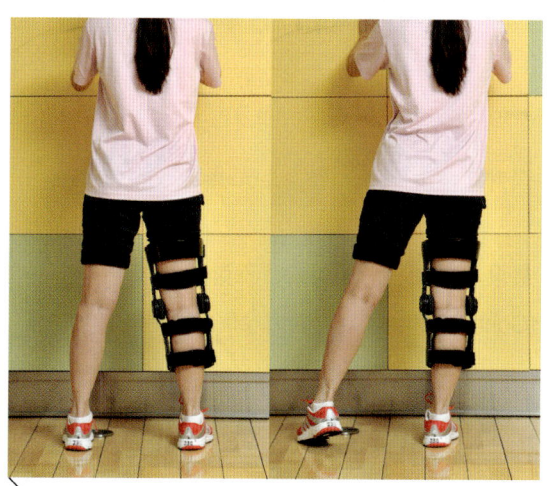

체중이동 운동

- 벽과 같은 지지대를 짚고 양발을 지면에 대고 섭니다.
- 몸의 체중을 다친 무릎 쪽으로 옮겨 30초간 유지한 후 다시 양발로 섭니다.

제1기 성취 목표

- ☑ 1. 적절한 수술 상처 치유(Adequate wound healing)

- ☑ 2. 통증, 부종, 관절 내 삼출이 조절됨
   (Controlled pain, swelling, effusion)

- ☑ 3. 완전 수동 신전 및 90도 수동 굴곡
   (Full passive extension & 90 passive flexion)

- ☑ 4. 원활한 슬개골 가동성(Good patellar mobility)

- ☑ 5. 양다리로 설 때 수술한 다리에 체중부하 가능
   (Ability to put weight on affected Limb)

★ *담당 의료진이 위 내용을 확인하여 성취목표가 달성된 후 다음 단계로 넘어가도록 합니다.*

제 2기

2주부터 6주까지
운동치료/재활치료
[손상(수술) 후 초기]

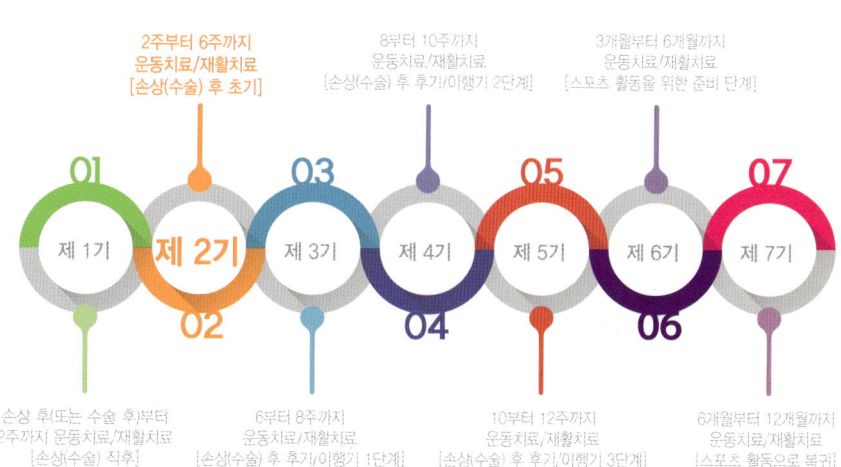

Ha's Protocols in Sports Medicine

Protocols in Exercise/Rehabilitation after ACL injury

손상시 — **〈제 1기〉**
　　　　손상 후(또는 수술 후)부터 2주까지 운동치료/재활치료
2주 —　[손상(수술) 직후]

3주 —　**〈제 2기〉**
　　　　2주부터 6주까지 운동치료/재활치료
　　　　[손상(수술) 후 초기]

6주 —　**〈제 3기〉**
　　　　6부터 8주까지 운동치료/재활치료
　　　　[손상(수술) 후 후기/이행기 1단계]

8주 —　**〈제 4기〉**
　　　　8부터 10주까지 운동치료/재활치료
　　　　[손상(수술) 후 후기/이행기 2단계]

10주 —　**〈제 5기〉**
　　　　10부터 12주까지 운동치료/재활치료
　　　　[손상(수술) 후 후기/이행기 3단계]

12주 —

3개월 —　**〈제 6기〉**
　　　　3개월부터 6개월까지 운동치료/재활치료
　　　　[스포츠 활동을 위한 준비 단계]

6개월 —　**〈제 7기〉**
　　　　6개월부터 12개월까지 운동치료/재활치료
　　　　[스포츠 활동으로 복귀]

12개월 —　**스포츠 활동으로 복귀**

제 2기 : 2주부터 6주까지 운동치료/재활치료
[손상(수술) 후 초기]

1. 통증과 붓기 관리
① 얼음찜질 : 무릎이 전체적으로 시원해지도록 냉찜질 해 줍니다. 동상에 주의해야 합니다.

2. 보호
① 전방십자인대 보조기 착용 : 각도를 4주까지는 0~120도, 4~6주는 0~135도로 설정합니다.
② 목발을 사용한 보행 : 2~4주 사이에 목발을 뗄 수 있도록 해야 합니다.
  ※ 아래 조건을 모두 만족할 경우 목발을 뗄 수 있습니다.
   통증과 붓기가 경미할 때, 수동적으로 무릎이 완전히 펴질 때, 100도에서 120도 이상 무릎이 구부려질 때, 무릎을 완전히 편 상태로 하지거상이 될 때, 목발 없이 정상적으로 보행할 수 있을 때
③ 목발 사용과 상관없이 완전 체중부하 할 것 : 가급적 계단은 피하는 것이 좋겠습니다.

3. 관절 운동 및 스트레칭

① 무릎 펴기 운동 : 먼저 완전히 무릎을 펼 수 있도록 해야 합니다.

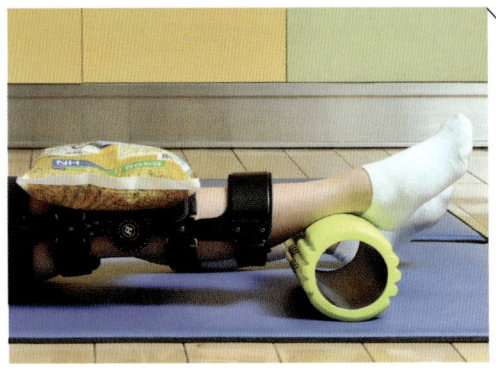

무릎 완전히 펴기

- 발목 밑에 베개를 놓습니다.
- 무릎 부위에 5kg 정도의 하중(쌀자루 등)을 올려 놓고 무릎이 완전히 펴지게 합니다. 목표 0도.
- 20분간 누르기
- 수시로, 최대한 많이

② 발목을 당겨 무릎 굽히기 : 4주까지 0~120도, 4~6주는 0~135도로 구부렸다 폈다 합니다. 수동관절운동과 능동보조관절운동을 지속합니다.

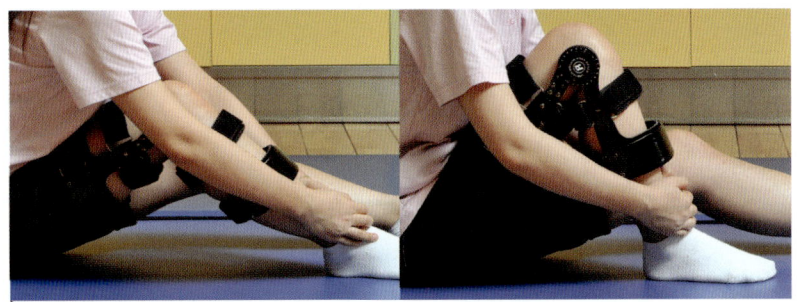

발목 당겨 무릎 굽히기

- 바닥에 앉은 후 양손으로 발목을 잡고, 다리를 엉덩이 쪽으로 잡아 당겨줍니다. 목표 4주까지 0~120도, 4~6주는 0~135도.
- 구부린 상태로 30초간 버틴 후 다시 무릎을 펴줍니다.
- 수시로, 최대한 많이

③ 슬개골 가동운동 : 무릎을 편 상태에서 무릎에 힘을 빼고 슬개골을 잡고 상하좌우로 움직여 줍니다.

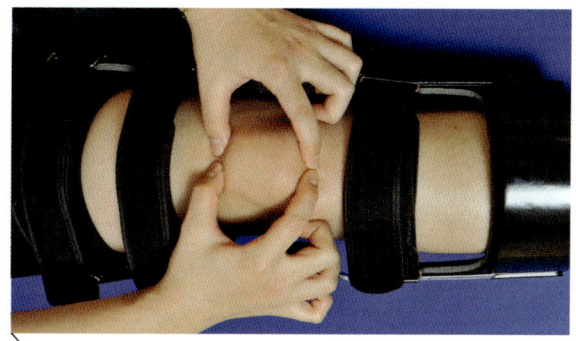

슬개골 가동 운동

- 무릎을 편 상태에서 슬개골을 엄지와 검지 손가락으로 잡아줍니다.
- 슬개골을 전, 후, 좌, 우로 밀어준 상태에서 각각 위치에서 10초간 멈춰줍니다.

④ 스트레칭 : 종아리와 햄스트링 근육 스트레칭을 해 줍니다.

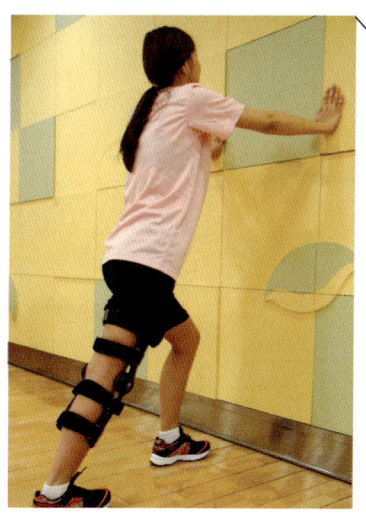

종아리 스트레칭

- 건측 다리를 앞으로 내딛은 상태에서 수상 다리의 발꿈치는 땅에 붙이고, 무릎은 쫙 펴줍니다.
- 30초간 유지, 수시로 많이

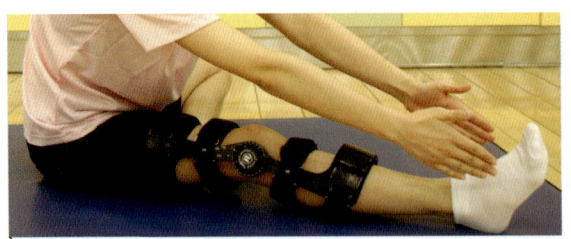

햄스트링 근육 스트레칭

- 수상 다리를 앞으로 쭉 뻗고 무릎은 쫙 펴줍니다.
- 손을 뻗으면서 상체를 숙여줍니다.
- 30초간 유지, 수시로 많이

4. 근력강화운동치료

① 보조기를 착용한 상태로 대퇴사두근 강화 운동 및 하지 직거상 운동을 합니다.

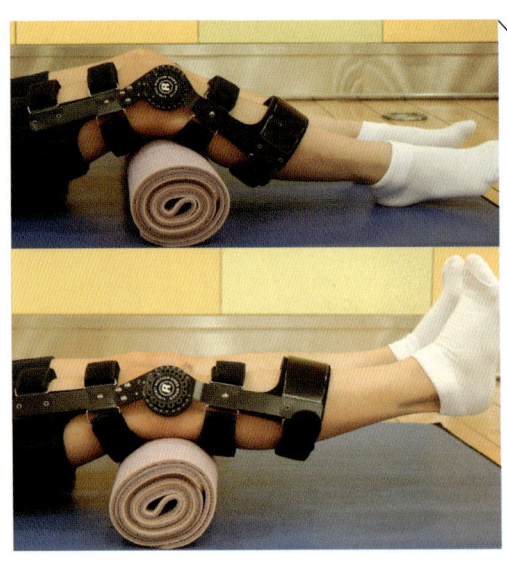

대퇴사두근 강화 운동

- 무릎 밑에 베개를 놓습니다.
- 발끝은 몸 쪽으로 잡아당긴 후 다리를 완전히 펴고 멈춘 후 10초간 유지합니다. 기지개 펴듯이 무릎을 끝까지 펴주는 느낌으로 해야 합니다.
- 10~15회 반복
- 매일 100회 이상

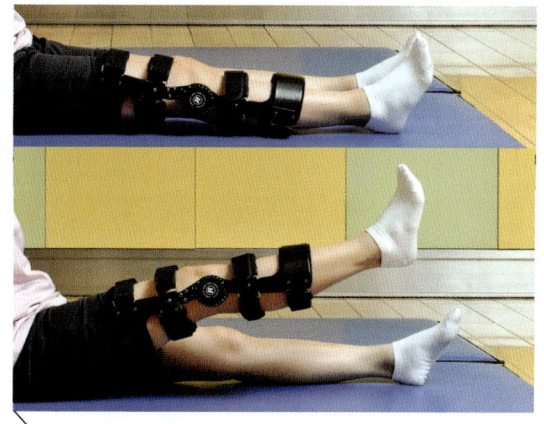

하지 직거상 운동

- 무릎을 완전히 펴고 다리를 들어올린 상태로 멈춘 후 10초간 유지 한 후 다리를 천천히 내립니다.
- 10~15회 반복
- 3세트 실시

② 서서 발꿈치 들기 운동을 합니다.

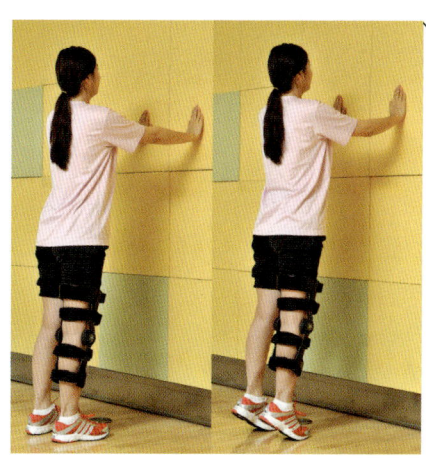

서서 발꿈치 들기

- 주위에 벽을 짚습니다.
- 양쪽 발꿈치를 들어 올린 후 10초간 유지합니다.
- 10~15회 반복
- 3세트 실시

③ 등척성 운동(60도, 30도에서) : 60도, 30도로 각각 굽힌 상태에서 힘을 주면서 버팁니다. 관절이 고정된 상태로 운동을 하여 관절에 무리를 주지 않습니다.

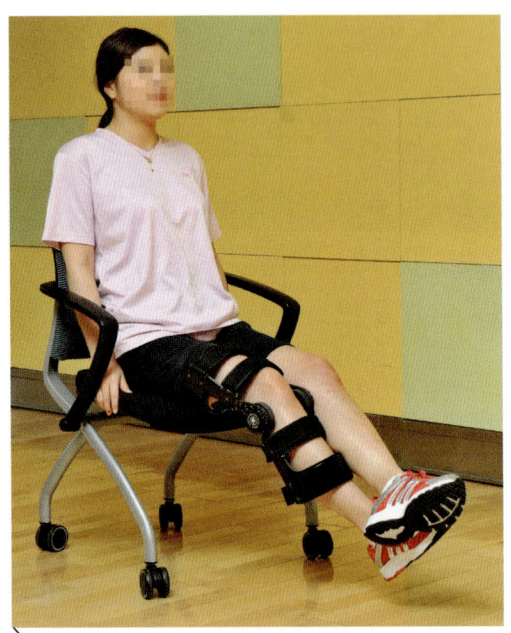

60도, 30도에서 등척성 운동

- 의자에 앉아 건측 다리를 다친 다리 발목에 올려 놓고 수상 무릎이 펴지지 않게 눌러 줍니다.
- 수상 무릎을 펴려고 힘을 주면서 10초간 유지합니다.
  60도, 30도로 각각 굽힌 상태에서 시행합니다.
- 10~15회, 3세트 실시

④ 닫힌 사슬 운동

ⓐ 10~70도로 반만 쪼그려 앉기(참을 수 있는 정도만 무게 가하기)

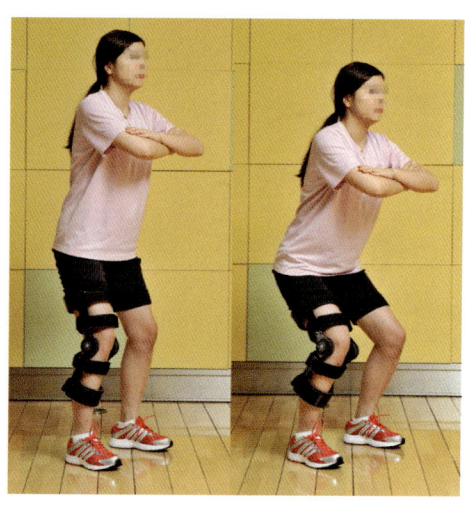

반만 쪼그려 앉기

- 두발을 편하게 벌린 상태에서 엉덩이를 뒤로 빼면서 앉는 자세를 취합니다(10~70도).
- 10~15회 반복
- 3세트 실시

ⓑ 10~70도로 벽에 기대어 쪼그려 앉기(참을 수 있는 정도만 무게 가하기)

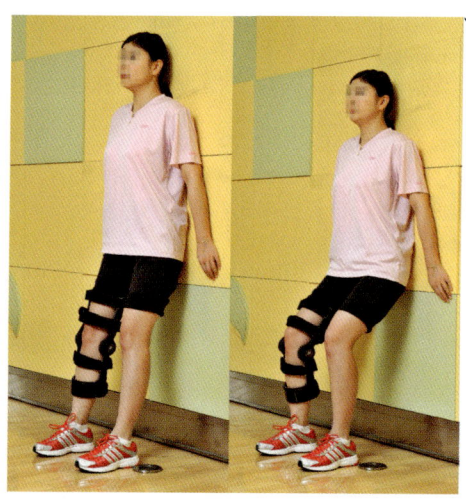

벽에 기대어 쪼그려 앉기

- 벽에 기댄 스쿼트 자세를 취합니다(10~70도).
- 10~15회 반복
- 3세트 실시

ⓒ 10~70도로 다리 밀기 운동(레그프레스).

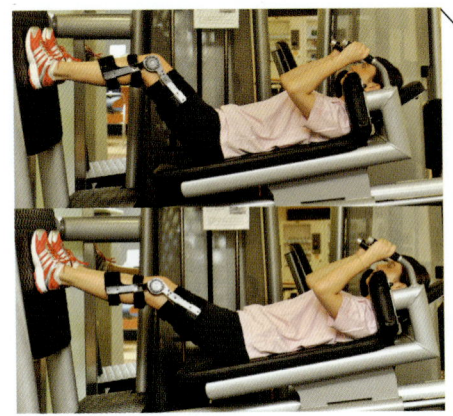

다리 밀기 운동

- 레그프레스 웨이트 장비를 사용합니다.
- 10~70도 유지한 상태에서 운동
- 10~15회 반복, 2~3세트

ⓓ 보조기 착용한 상태로 두발로 ⓐ,ⓑ,ⓒ 운동이 가능하면 이후에는 보조기 착용한 상태에서 한쪽으로만 참을 수 있는 정도로 ⓐ,ⓑ,ⓒ 운동하기

⑤ 열린 사슬 운동

: 햄스트링컬 운동이 있으며 약한 저항으로 10~70도로 능동굴곡

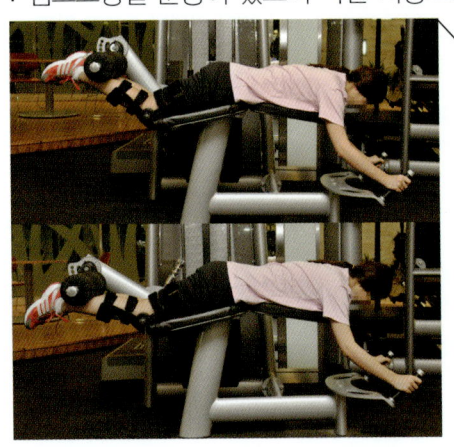

햄스트링 컬

- 햄스트링 컬 장비를 사용합니다.
- 10~70도 가동범위 내에서 운동
- 10~15회 반복, 2~3세트

⑥ 유산소 운동 : 보조기 풀고 물 속에서 걷기 운동을 합니다.

5. 신경근육 트레이닝

① 체중이동 운동 : 벽과 같은 지지대를 짚고 두발로 선 상태에서 수상 다리 쪽과 건측 다리를 번갈아 가며 체중을 이동시킵니다. 두발로 선 상태에서 체중이동이 가능하면 한발로 서는 연습을 합니다.

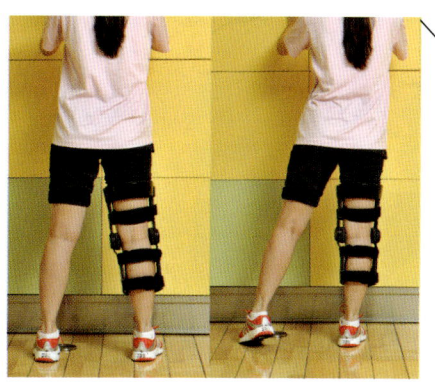

체중이동 운동
- 벽에 손을 짚고 섭니다.
- 몸을 좌, 우로 움직이면서 체중 이동을 합니다.

② 한발로 서기

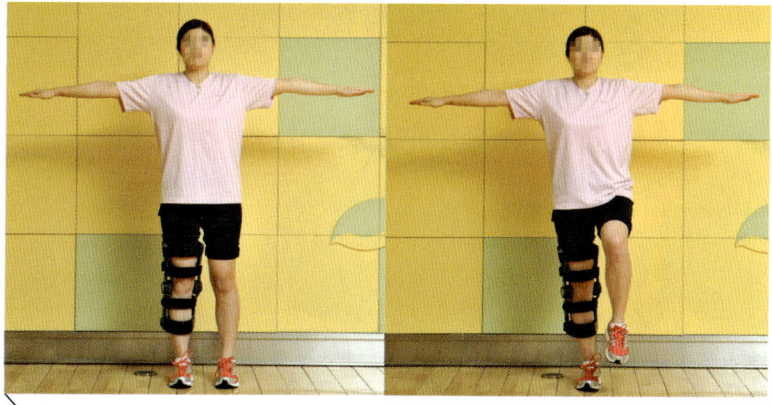

한발로 서기
- 평지에서 수상한 다리로 지탱하면서 외발서기를 합니다.
- 20~30초 유지
- 10회 반복, 2~3세트

③ 균형판에서 두발로 서서 균형잡기

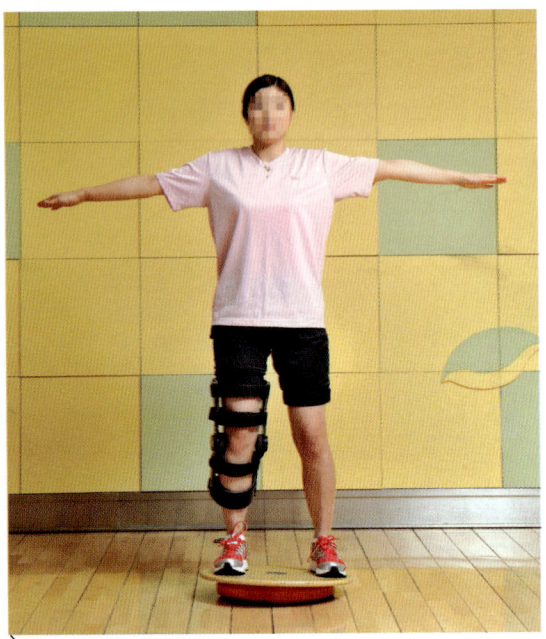

균형판에서 두발로 서서 균형잡기

- 균형판을 이용하여 두발로 올라선 채로 균형을 잡고 30초간 서 있습니다.
- 10~15회 반복
- 3세트 실시

④ 컵 세워 놓고 발을 들어 컵 넘으면서 걷기

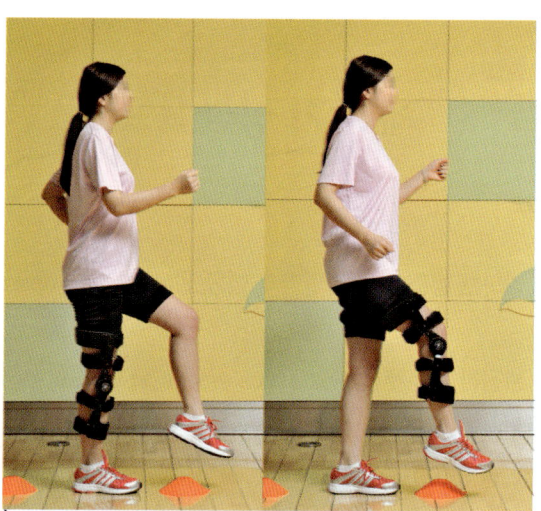

컵 세워 놓고 발 들어 컵 넘으면서 걷기

- 컵을 두고 무릎을 굽혀 발을 들어 올리며, 천천히 걷습니다.
- 10회 반복, 2세트

제2기 성취 목표

· · · · ·

☑ 1. 경미한 통증과 부종이 거의 없음(Minimal pain and swelling)

☑ 2. 완전한 능동 신전(Full active extension without lag)

☑ 3. 목발 없이 체중을 모두 주고 보행 가능
      (Walking with full weight bearing without crutches)

☑ 4. 손으로 보조하여 수상한 하지 한발로 서는 것이 가능
      (Single stance on affected leg with upper extremity assist)

☑ 5. 대퇴사두근 등척성 근력이 다치지 않은 무릎쪽의 60% 이상
      (60도 및 30도)
      (Isometric quadriceps strength at least 60% of contralateral knee)

★ <u>담당 의료진이 위 내용을 확인하여
성취목표가 달성된 후 다음 단계로 넘어가도록 합니다.</u>

제 3기

6부터 8주까지
운동치료/재활치료
[손상(수술) 후 후기/이행기 1단계]

2기 성취 목표가 달성된 후 3기 프로토콜을 시작해야 합니다

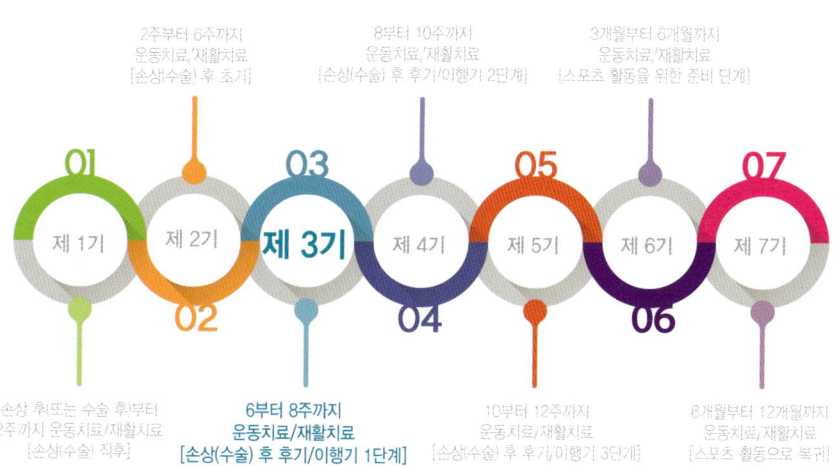

Ha's Protocols in Sports Medicine

Protocols in Exercise/Rehabilitation after ACL injury

손상시 — **〈제 1기〉**
　　　　　손상 후(또는 수술 후)부터 2주까지 운동치료/재활치료
　2주 —　[손상(수술) 직후]

　3주 — **〈제 2기〉**
　　　　　2주부터 6주까지 운동치료/재활치료
　　 —　[손상(수술) 후 초기]

　　 —

　6주 — **〈제 3기〉**
　　　　　6부터 8주까지 운동치료/재활치료
　　 —　[손상(수술) 후 후기/이행기 1단계]

　8주 — **〈제 4기〉**
　　　　　8부터 10주까지 운동치료/재활치료
　　 —　[손상(수술) 후 후기/이행기 2단계]

10주 — **〈제 5기〉**
　　　　　10부터 12주까지 운동치료/재활치료
　　 —　[손상(수술) 후 후기/이행기 3단계]

12주 —

3개월 — **〈제 6기〉**
　　　　　3개월부터 6개월까지 운동치료/재활치료
　　　　　[스포츠 활동을 위한 준비 단계]

6개월 — **〈제 7기〉**
　　　　　6개월부터 12개월까지 운동치료/재활치료
　　　　　[스포츠 활동으로 복귀]

12개월 — **스포츠 활동으로 복귀**

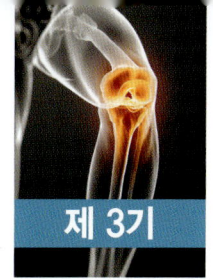

제 3기

6부터 8주까지
운동치료/재활치료
[손상(수술) 후 후기/이행기 1단계]

1. 통증과 붓기 관리
① 얼음찜질 : 통증과 붓기가 있는 경우만 시행합니다. 무릎이 전체적으로 시원해지도록 냉찜질 해 줍니다. 동상에 주의해야 합니다.

2. 보호
① 보조기, 목발은 사용하지 않습니다.
② 전체중 부하로 보행 : 평지는 가능하나 계단은 되도록 피해야 합니다.

3. 관절 운동 및 스트레칭

① 무릎 완전히 펴기 : 먼저 완전히 무릎을 펼 수 있도록 해야 합니다.

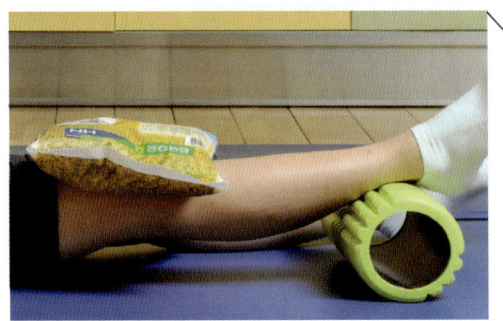

무릎 완전히 펴기

- 발목 밑에 베개를 놓습니다.
- 무릎 부위에 5kg 정도의 하중(쌀자루 등)을 올려 놓고 무릎이 완전히 펴지게 합니다. 목표 0도.
- 20분간 누르기
- 수시로, 최대한 많이

② 수동관절운동과 능동보조관절운동을 지속합니다.

③ 발목 당겨 무릎 굽히기 : 반대측 무릎과 비슷하게 굽혀지도록 완전히 굽힙니다.

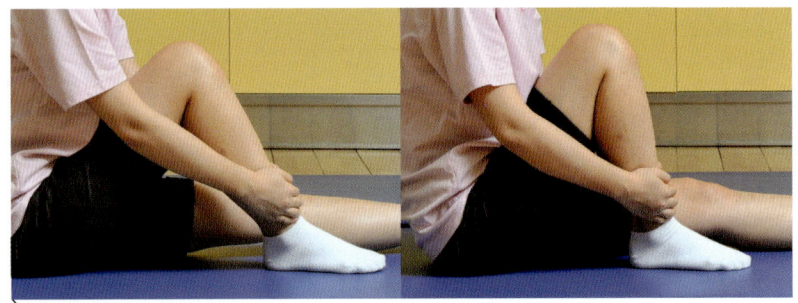

발목 당겨 무릎 굽히기

- 바닥에 앉은 후 양손으로 발목을 잡고, 다리를 엉덩이 쪽으로 잡아 당겨줍니다.
- 구부린 상태로 30초간 버틴 후 다시 무릎을 펴줍니다.
- 수시로, 최대한 많이

④ 스트레칭 지속 : 종아리, 햄스트링 외에 대퇴사두근, 장요근, 장경인대, 고관절내전근 스트레칭을 해 줍니다.

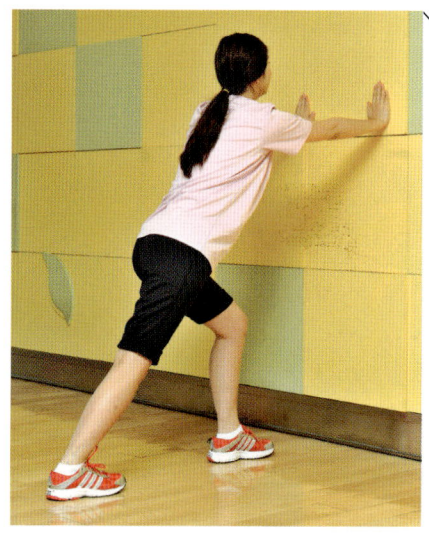

종아리 스트레칭

- 건측 다리를 앞으로 내딛은 상태에서 수상 다리의 발꿈치는 땅에 붙이고, 무릎은 쫙 펴줍니다.
- 30초간 유지, 수시로 많이

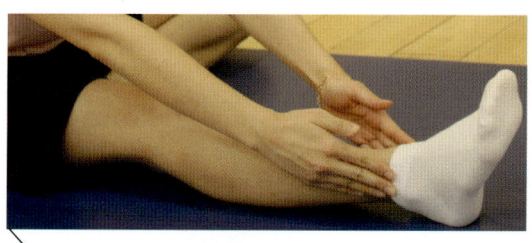

햄스트링 근육 스트레칭

- 수상 다리를 앞으로 쭉 뻗고 무릎은 쫙 펴줍니다.
- 손을 뻗으면서 상체를 숙여줍니다.
- 30초간 유지, 수시로 많이

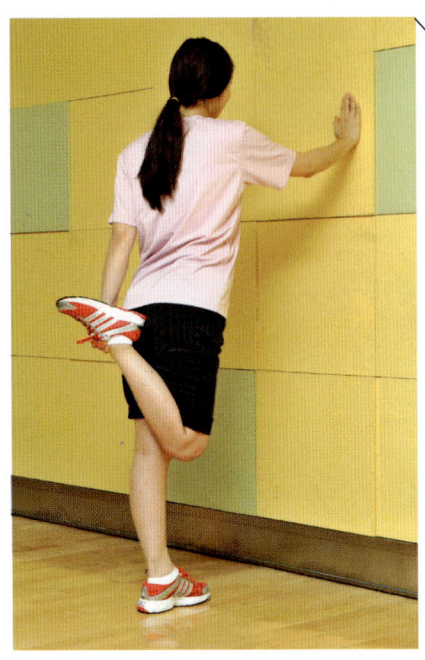

대퇴사두근 스트레칭

- 건측 다리로 균형을 잡으면서 한발로 섭니다.
- 수상 다리의 발목을 몸 뒤쪽에서 잡으면서 발목을 최대한 엉덩이 쪽으로 붙입니다.
- 20초간 유지, 수시로 많이

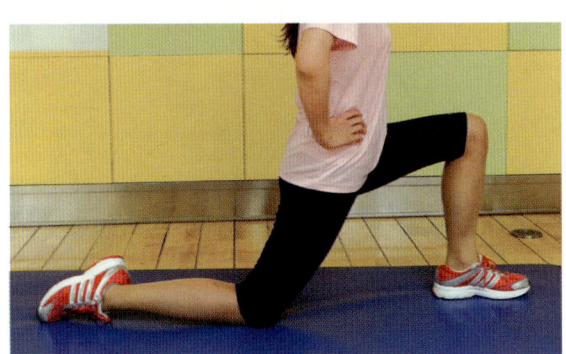

장요근 스트레칭

- 건측 다리는 굽혀서 앞으로 내딛고 수상 다리는 굽혀서 뒤로 두어 수상 다리의 고관절이 최대한 펴지도록 합니다.
- 20초간 유지, 수시로 많이

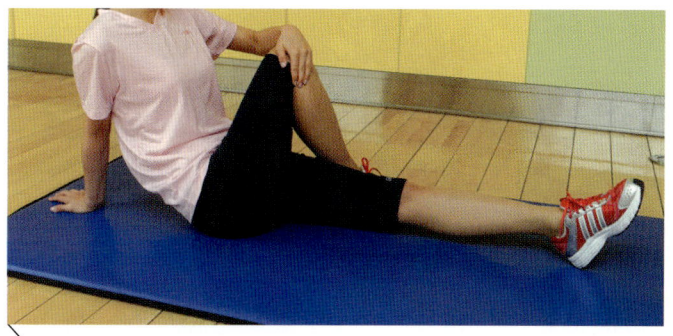

장경인대 스트레칭

- 건측 다리를 쭉 펴고 수상 다리를 굽혀 건측 다리의 바깥쪽으로 둡니다.
- 손으로 수상 다리 바깥쪽을 건측 다리 쪽으로 지긋이 밀어 줍니다.
- 20초간 유지, 수시로 많이

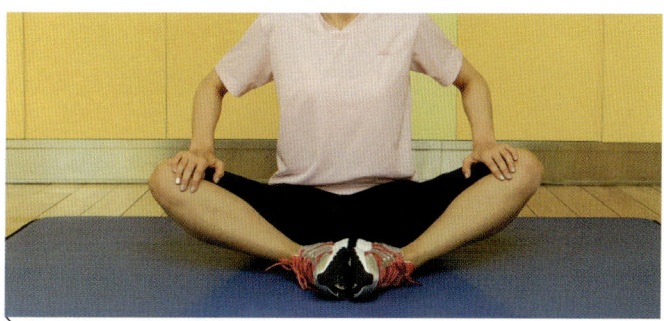

고관절 내전근 스트레칭

- 건측 다리와 수상 다리를 굽혀 발을 맞닿게 한 이후 양손으로 양쪽 무릎을 지긋이 아래로 눌러줍니다.
- 20초간 유지, 수시로 많이

4. 근력강화운동치료

① 보조기를 풀고 참을 수 있을 정도의 저항을 주면서 하지 직거상 운동을 시행합니다(저항의 무게는 체중의 10% 이하).

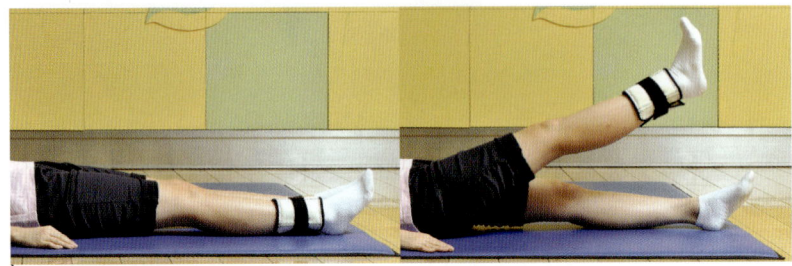

저항 주면서 하지 직거상 운동

- 발목에 약한 저항이 있는 모래주머니를 착용합니다.
- 무릎을 완전히 편 상태에서 수상 다리 전체를 들고 10초간 유지합니다.
- 10~15회 반복, 3세트 실시

② 등척성 운동(90도, 60도, 30도에서) : 90도, 60도, 30도로 각각 굽힌 상태에서 힘을 주면서 버티는 운동

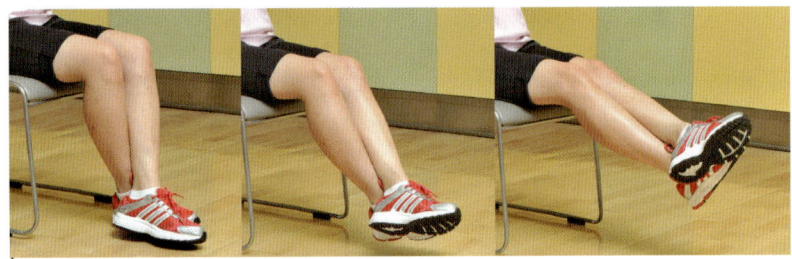

90도, 60도, 30도에서 등척성 운동

- 의자에 앉아 건측 다리를 다친 다리 발목에 올려 놓고 수상 무릎이 펴지지 않게 눌러 줍니다. 90도, 60도, 30도로 각각 굽힌 상태에서 시행합니다.
- 수상 무릎을 펴려고 힘을 주면서 10초간 유지합니다.
- 10~15회, 3세트 실시

③ 닫힌 사슬 운동

ⓐ 10~70도로 반만 쪼그려 앉기(참을 수 있는 정도만 무게 가하기)

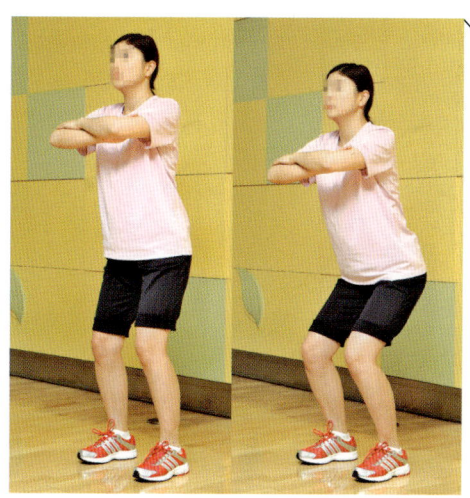

반만 쪼그려 앉기

- 두발을 편하게 벌린 상태에서 엉덩이를 뒤로 빼면서 앉는 자세를 취합니다(10~70도).
- 10~15회 반복
- 3세트 실시

ⓑ 10~70도로 벽에 기대어 쪼그려 앉기(참을 수 있는 정도만 무게 가하기)

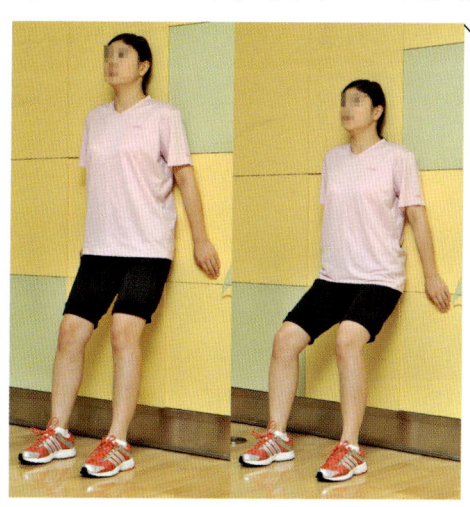

벽에 기대어 쪼그려 앉기

- 벽에 기댄 스쿼트 자세를 취합니다(10~70도).
- 10~15회 반복
- 3세트 실시

ⓒ 10~70도로 다리 밀기 운동(레그프레스)

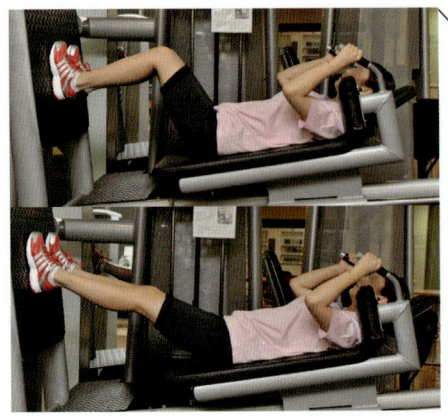

다리 밀기 운동

- 레그프레스 웨이트 장비를 사용합니다.
- 10~70도 유지한 상태에서 운동
- 10~15회 반복, 2~3세트

④ 열린 사슬 운동

ⓐ 저항 없이 능동적으로 90~30도로 신전하기

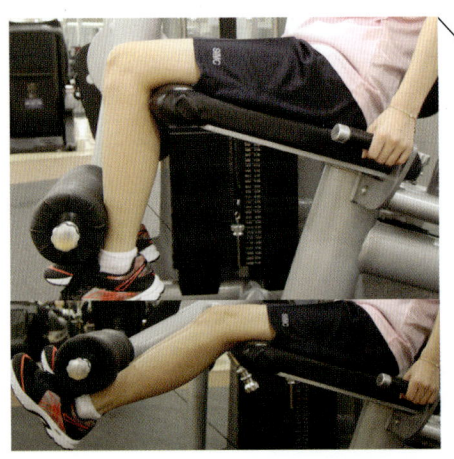

신전하기

- 저항 없이 장비를 이용합니다.
- 90~30도로 능동적으로 신전합니다.
- 10~15회 반복, 2~3세트

ⓑ 약한 저항으로 0~90도로 능동굴곡하기(햄스트링 컬)

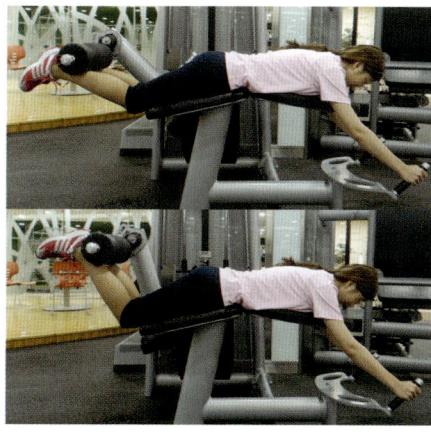

햄스트링 컬

- 햄스트링 컬 장비를 사용합니다.
- 0~90도 가동범위 내에서 운동
- 10~15회 반복, 2~3세트

⑤ 유산소 운동 : 보조기 풀고 물 속에서 걷기, 자전거 운동기구, 짧은 보폭 약한 강도로 스키 머신 운동을 합니다.

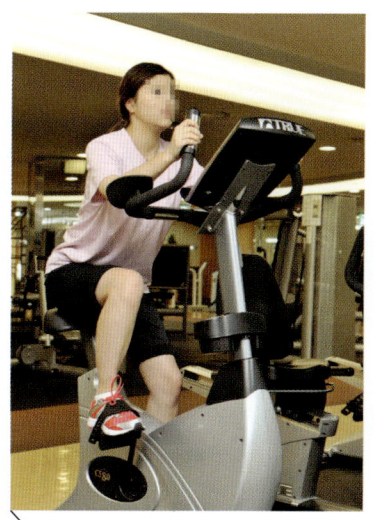
자전거 운동

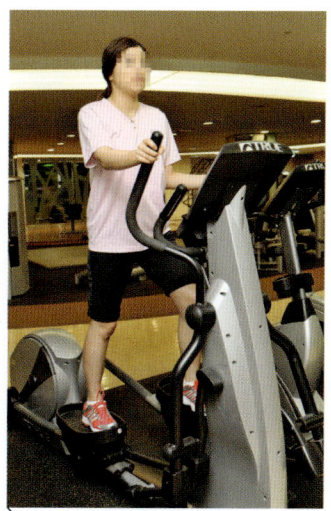
스키 머신 운동

5. 신경근육 트레이닝

① 균형판에서 두발로 서서 균형잡기

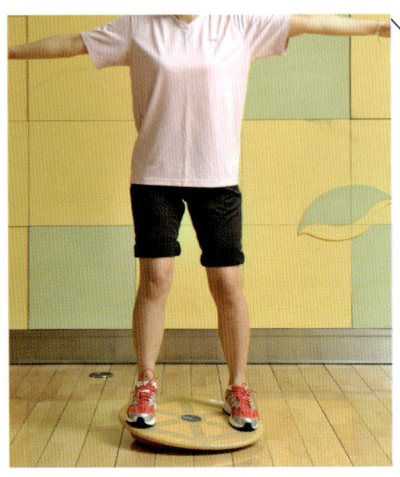

균형판에서 두발로 서서 균형잡기

- 균형판을 이용하여, 두발로 올라선 채로 균형을 잡고 30초간 서 있습니다.
- 10~15회 반복
- 3세트 실시

② 동요 훈련 운동 : 불안정한 판(보수볼 등)에서 양발로 서서 균형을 잡는 운동을 합니다.

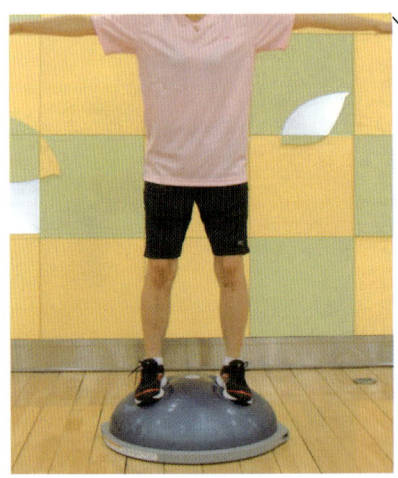

불안정한 판(보수볼 등)에서 두발로 서서 균형잡기

- 불안정한 판(보수볼 등)에서 이용하여, 두발로 올라선 채로 균형을 잡고 30초간 서 있습니다.
- 10~15회 반복
- 3세트 실시

③ 저항 밴드하고 걷기

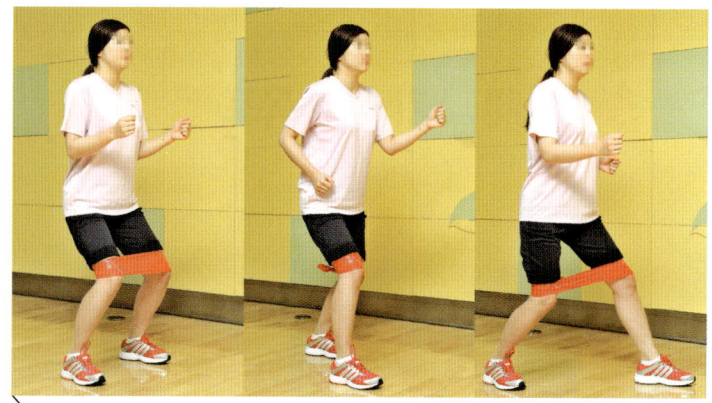

저항 밴드하고 걷기

- 양측 무릎 위쪽을 저항이 있는 고무 밴드로 연결하여 착용 걷습니다.
- 20보, 3세트 실시

④ 옆으로 계단 오르기

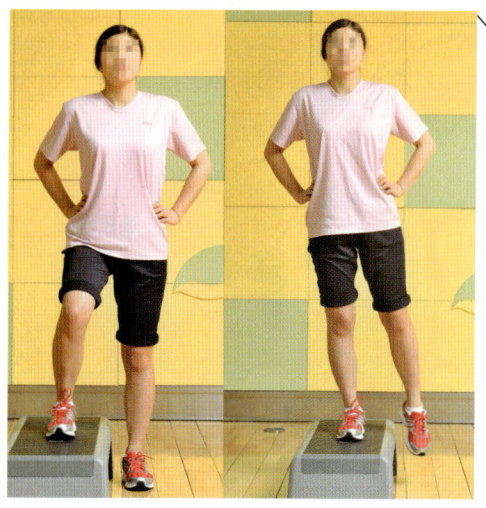

옆으로 계단 오르기

- 한발씩 차례로 옆으로 계단을 올라갑니다.
- 10~15계단, 3세트 실시

제3기 성취 목표

. . . . .

☑ 1. 정상적인 보행이 가능(Normal gait)

☑ 2. 대퇴사두근 등척성 근력이 다치지 않은 무릎쪽의 65% 이상
 (90도, 60도 및 30도)
 (Isometric quadriceps strength at least 65% of contralateral knee)

☑ 3. 슬관절 굴곡근/신전근 근력 비율이 70~75% 이상
 (Knee flexor/extensor strength ratio is at least 70~75%)

☑ 4. 햄스트링 근력이 다치지 않은 무릎쪽과 동일
 (Hamstring strength equal bilaterally)

★ <u>담당 의료진이 위 내용을 확인하여
성취목표가 달성된 후 다음 단계로 넘어가도록 합니다.</u>

제 4기

8부터 10주까지
운동치료/재활치료
[손상(수술) 후 후기/이행기 2단계]

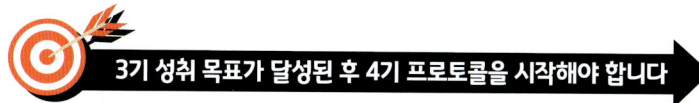
3기 성취 목표가 달성된 후 4기 프로토콜을 시작해야 합니다

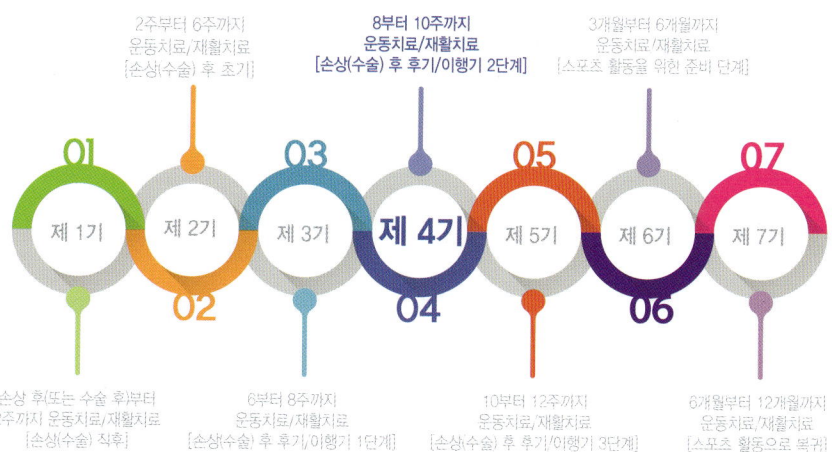

Ha's Protocols in Sports Medicine

Protocols in Exercise/Rehabilitation after ACL injury

손상시 — **〈제 1기〉**
　　　　　손상 후(또는 수술 후)부터 2주까지 운동치료/재활치료
2주 —　　[손상(수술) 직후]

3주 — **〈제 2기〉**
　　　　　2주부터 6주까지 운동치료/재활치료
　　—　　[손상(수술) 후 초기]

　—

6주 — **〈제 3기〉**
　　　　　6부터 8주까지 운동치료/재활치료
　　—　　[손상(수술) 후 후기/이행기 1단계]

8주 — **〈제 4기〉**
　　　　　8부터 10주까지 운동치료/재활치료
　　—　　[손상(수술) 후 후기/이행기 2단계]

10주 — **〈제 5기〉**
　　　　　10부터 12주까지 운동치료/재활치료
　　—　　[손상(수술) 후 후기/이행기 3단계]

12주 —

3개월 — **〈제 6기〉**
　　　　　3개월부터 6개월까지 운동치료/재활치료
　　—　　[스포츠 활동을 위한 준비 단계]

6개월 — **〈제 7기〉**
　　　　　6개월부터 12개월까지 운동치료/재활치료
　　—　　[스포츠 활동으로 복귀]

12개월 —　**스포츠 활동으로 복귀**

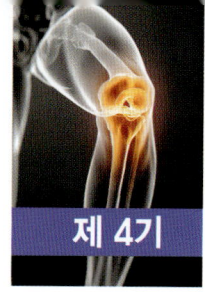

제 4기
8부터 10주까지 운동치료/재활치료
[손상(수술) 후 후기/이행기 2단계]

1. 보호
① 보조기, 목발은 사용하지 않습니다.
② 전체중 부하로 보행 : 평지는 가능하나 되도록 계단은 피해야 합니다.

2. 관절 운동 및 스트레칭
① 무릎 완전히 펴기 : 먼저 완전히 무릎을 펼 수 있도록 해야 합니다.

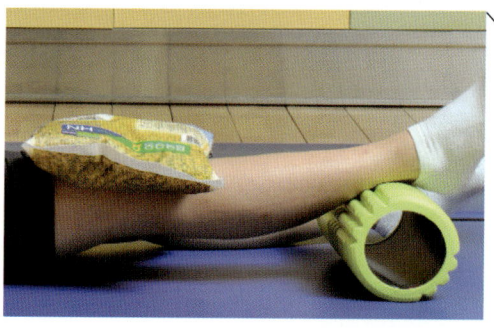

무릎 완전히 펴기
- 발목 밑에 베개를 놓습니다.
- 무릎 부위에 5kg 정도의 하중(쌀자루 등)을 올려 놓고 무릎이 완전히 펴지게 합니다. 목표 0도.
- 20분간 누르기
- 수시로, 최대한 많이

② 수동관절운동과 능동보조관절운동을 지속합니다.

③ 발목 당겨 무릎 굽히기 : 반대측 무릎과 비슷하게 굽혀지도록 완전히 굽힙니다.

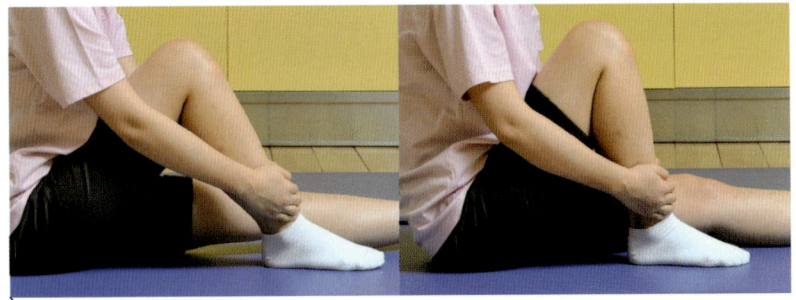

발목 당겨 무릎 굽히기

- 바닥에 앉은 후 양손으로 발목을 잡고, 다리를 엉덩이 쪽으로 잡아 당겨줍니다.
- 구부린 상태로 30초간 버틴 후 다시 무릎을 펴줍니다.
- 수시로, 최대한 많이

④ 스트레칭 지속 : 종아리, 햄스트링, 대퇴사두근, 장요근, 장경인대, 고관절 내전근 스트레칭을 지속합니다.

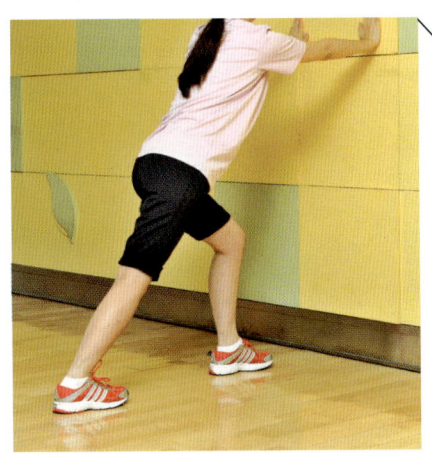

종아리 스트레칭

- 건측 다리를 앞으로 내디딘 상태에서 수상 다리의 발꿈치는 땅에 붙이고, 무릎은 쫙 펴줍니다.
- 30초간 유지, 수시로 많이

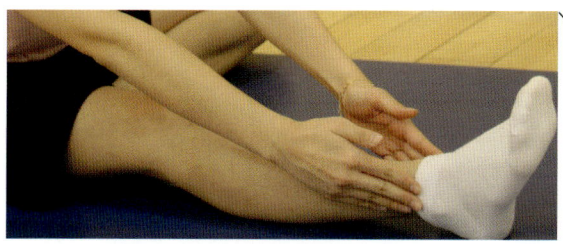

햄스트링 근육 스트레칭

- 수상 다리를 앞으로 쭉 뻗고 무릎은 쫙 펴줍니다.
- 손을 뻗으면서 상체를 숙여 줍니다.
- 30초간 유지, 수시로 많이

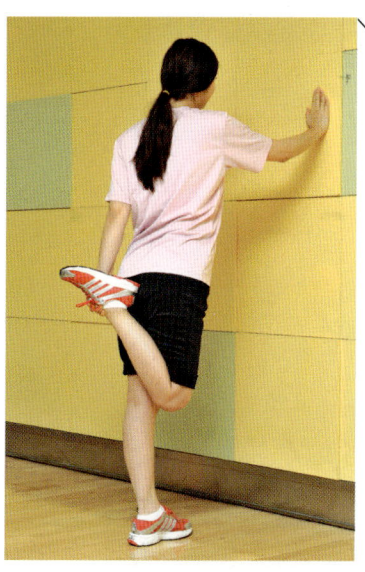

대퇴사두근 스트레칭

- 건측 다리로 균형을 잡으면서 한발로 섭니다.
- 수상 다리의 발목을 몸 뒤쪽에서 잡으면서 발목을 최대한 엉덩이 쪽으로 붙입니다.
- 20초간 유지, 수시로 많이

4
선수용
제4기

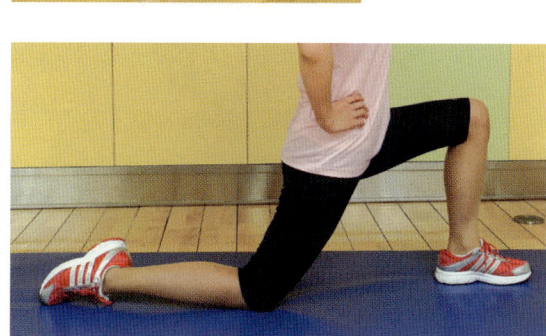

장요근 스트레칭

- 건측 다리는 굽혀서 앞으로 내딛고 수상 다리는 굽혀서 뒤로 두어 수상 다리의 고관절이 최대한 펴지도록 합니다.
- 20초간 유지, 수시로 많이

〈제 4기〉 8부터 10주까지 운동치료/재활치료[손상(수술) 후 후기/이행기 2단계]

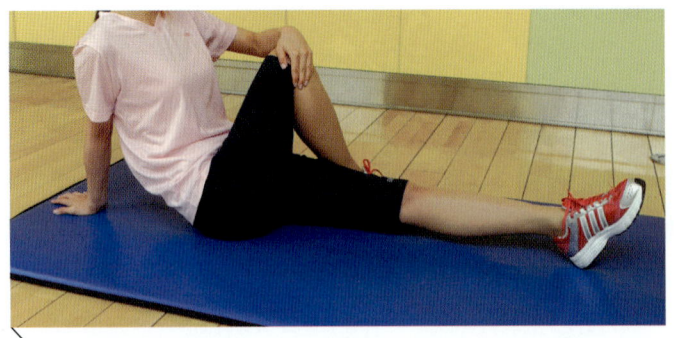

장경인대 스트레칭

- 건측 다리를 쭉 펴고 수상 다리를 굽혀 건측 다리의 바깥쪽으로 둡니다.
- 손으로 수상 다리 바깥쪽을 건측 다리 쪽으로 지긋이 밀어 줍니다.
- 20초간 유지, 수시로 많이

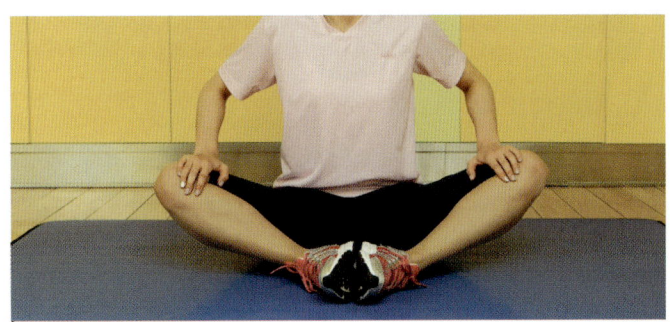

고관절 내전근 스트레칭

- 건측 다리와 수상 다리를 굽혀 발을 맞닿게 한 이후 양손으로 양쪽 무릎을 지긋이 아래로 눌러줍니다.
- 20초간 유지, 수시로 많이

3. 근력강화운동치료

① 고무 밴드로 저항을 주면서 하지 직거상 운동을 합니다.

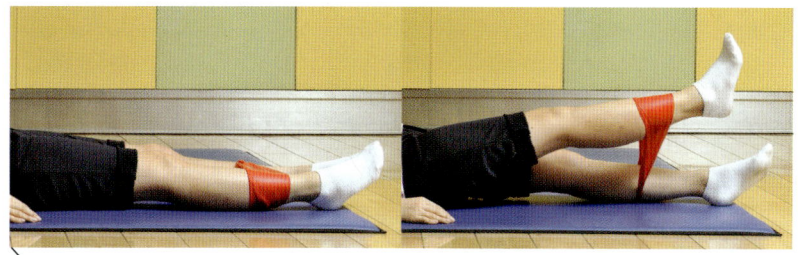

저항 주면서 하지 직거상 운동

- 발목에 저항이 있는 고무 밴드를 착용합니다.
- 무릎을 완전히 편 상태에서 수상 다리 전체를 들고 10초간 유지합니다.
- 10~15회 반복, 3세트 실시

② 등척성 운동(90도, 60도, 30도에서) : 90도, 60도, 30도로 각각 굽힌 상태에서 힘을 주면서 버티는 운동

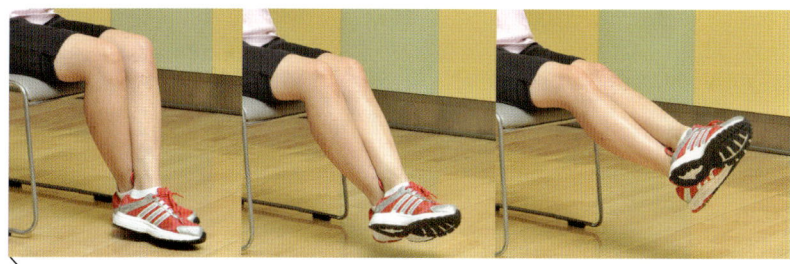

90도, 60도, 30도에서 등척성 운동

- 의자에 앉아 건측 다리를 다친 다리 발목에 올려 놓고 수상 무릎이 펴지지 않게 눌러 줍니다. 90도, 60도, 30도로 각각 굽힌 상태에서 시행합니다.
- 수상 무릎을 펴려고 힘을 주면서 10초간 유지합니다.
- 10~15회, 3세트 실시

③ 닫힌 사슬 운동

ⓐ 10~70도로 반만 쪼그려 앉기

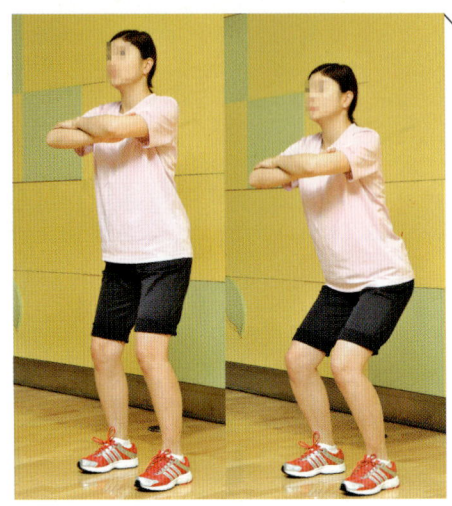

반만 쪼그려 앉기

- 두발을 편하게 벌린 상태에서 엉덩이를 뒤로 빼면서 앉는 자세를 취합니다(10~70도).
- 10~15회 반복
- 3세트 실시

ⓑ 10~70도로 벽에 기대어 쪼그려 앉기

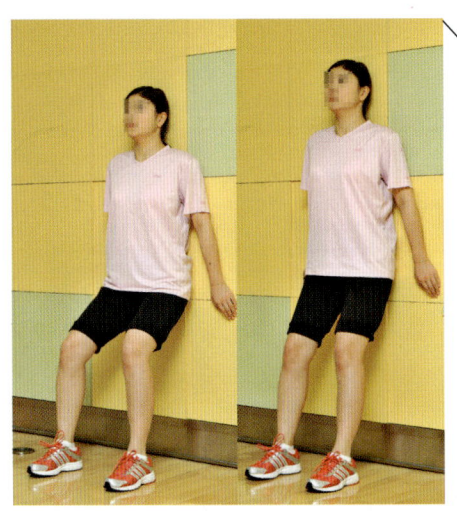

벽에 기대어 쪼그려 앉기

- 벽에 기댄 스쿼트 자세를 취합니다(10~70도).
- 10~15회 반복
- 3세트 실시

ⓒ 10~70도로 다리 밀기 운동(레그프레스)

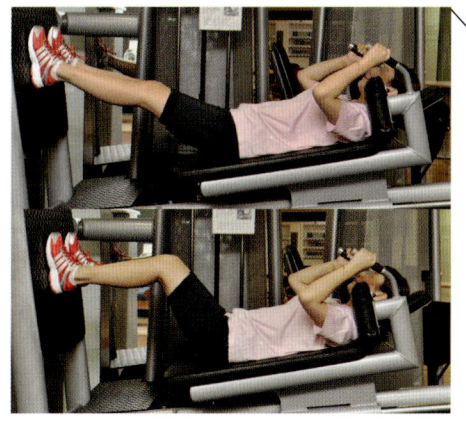

다리 밀기 운동

- 레그프레스 웨이트 장비를 사용합니다.
- 10~70도 유지한 상태에서 운동
- 10~15회 반복, 2~3세트

ⓓ 보조기를 추가하지 않은 상태에서 양 다리로 ⓐ,ⓑ,ⓒ 운동이 가능하다면 점차적으로 수상 다리 한쪽으로 저항을 주면서 운동하기(레그프레스, 스쿼트, 런지)

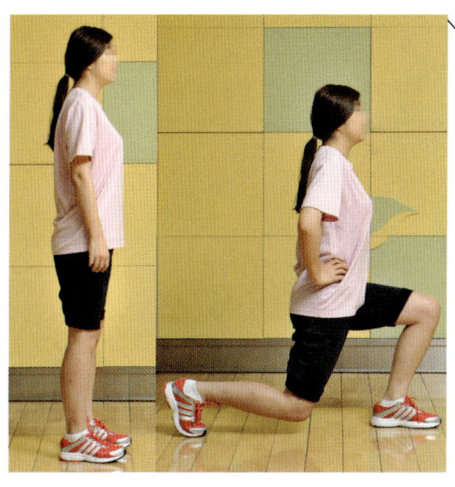

런지

- 두발로 선 상태에서 수상한 다리를 앞으로 최대한 내딛으면서 무릎을 굽힙니다.
- 수상한 무릎을 펴면서 두발을 모아 서 있는 자세로 돌아옵니다.
- 10~15회, 3세트

④ 열린 사슬 운동

  ⓐ 저항을 주면서 능동적으로 90~30도로 신전하기

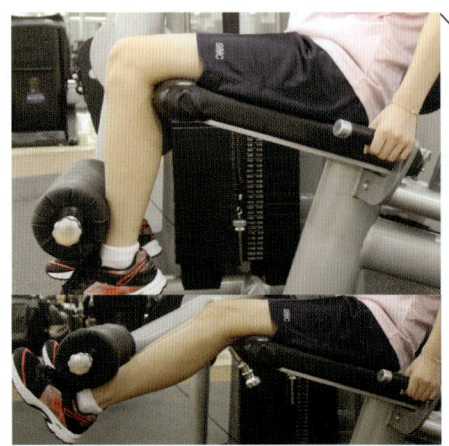

신전하기

- 저항을 주면서 장비를 이용합니다.
- 90~30도로 능동적으로 신전합니다.
- 10~15회 반복, 2~3세트

  ⓑ 0~90도로 능동굴곡하기(햄스트링 컬)

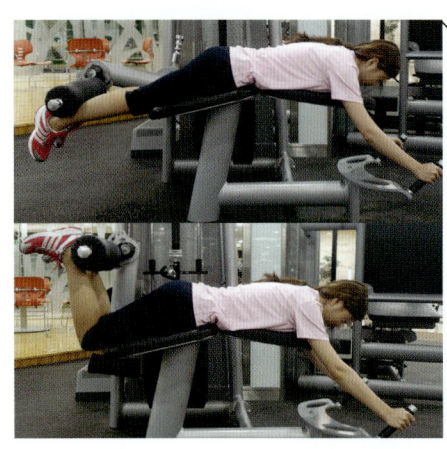

햄스트링 컬

- 햄스트링 컬 장비를 사용합니다.
- 0~90도 가동범위 내에서 운동
- 10~15회 반복, 2~3세트

⑤ 유산소 운동 : 보조기 풀고 물 속에서 걷기, 자전거 운동기구, 스테퍼 운동(낮은 저항, 낮은 스트로크), 짧은 보폭 약한 강도로 스키 머신 운동을 합니다.

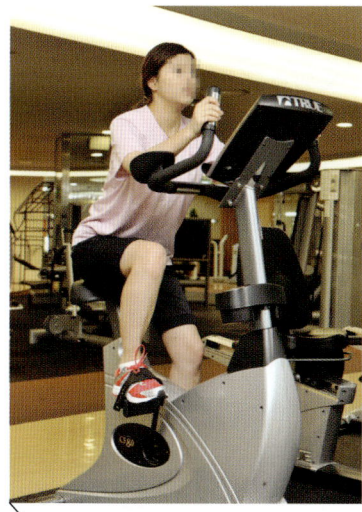

자전거 운동

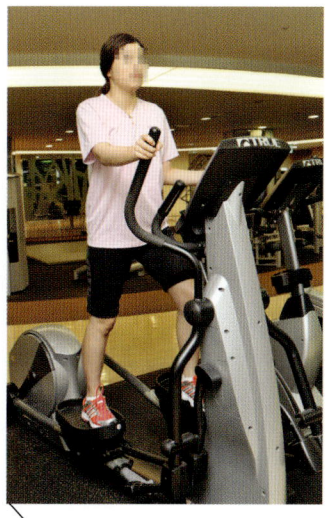

스키 머신 운동

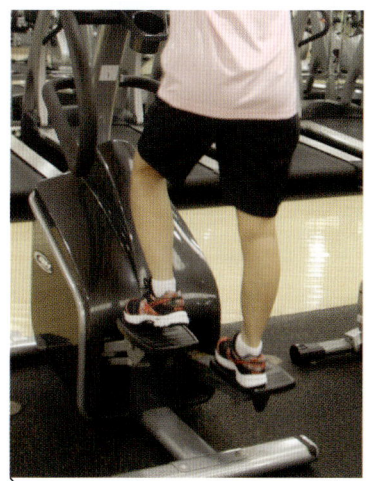

스테퍼 운동

4. 신경근육 트레이닝

① 균형판에서 한발로 서서 균형잡기

② 동요 훈련 운동 : 불안정한 판(보수볼 등)에서 한발로 서서 균형을 잡는 운동을 합니다.

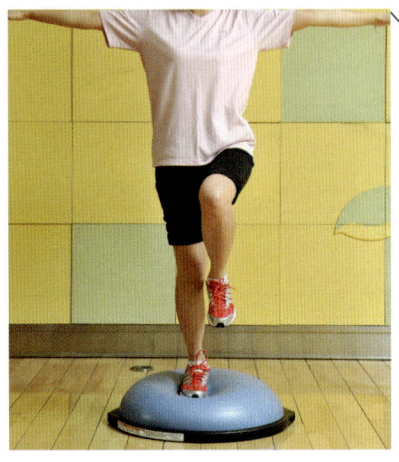

불안정한 판(보수볼 등)에서 두발로 서서 균형잡기

- 불안정한 판(보수볼 등)에서 이용하여, 두발로 올라선 채로 균형을 잡고 30초간 서 있습니다.
- 10~15회 반복
- 3세트 실시

③ 저항 밴드하고 걷기

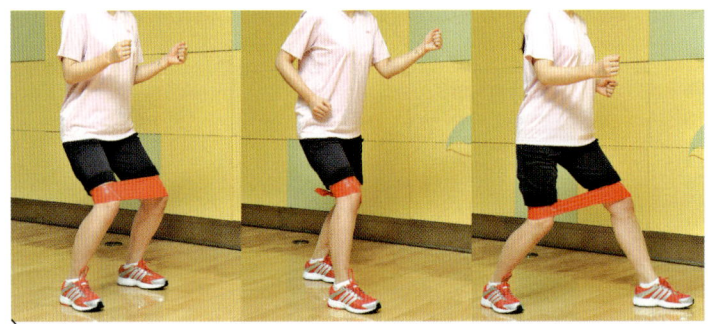

저항 밴드하고 걷기

- 양측 무릎 위쪽을 저항이 있는 고무 밴드로 연결하여 착용 걷습니다.
- 20보, 3세트 실시

④ 옆으로 계단 오르기

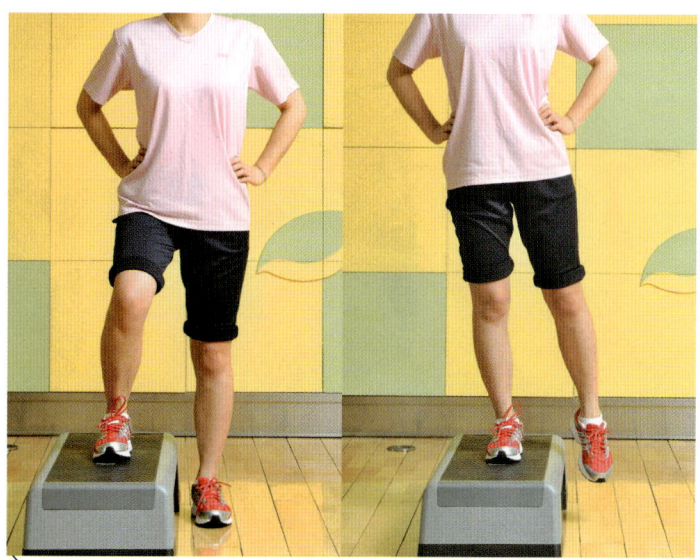

옆으로 계단 오르기

- 한발씩 차례로 옆으로 계단을 올라갑니다.
- 10~15계단, 3세트 실시

5. 근지구력 운동

① 달리기 : 조깅, 걷기, 뒤로 걷기를 합니다. 직선으로만 달리고 점프나 갑자기 멈추기는 하지 않습니다.

② 계단 밟기 운동

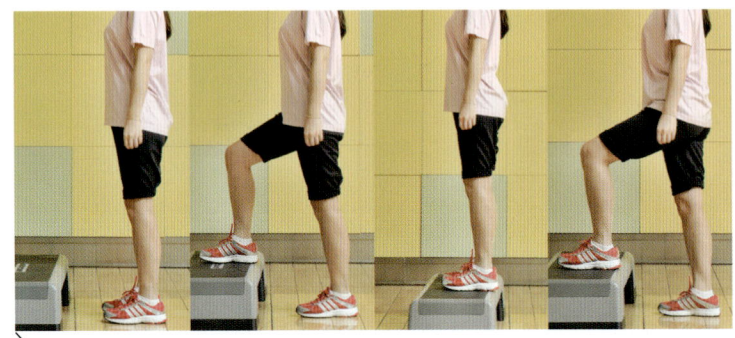

계단 밟기 운동

- 계단이나 계단 높이의 발판을 사용하여, 한발씩 차례로 교대로 올라갔다 내려갔다 합니다.
- 10~15회, 2~3세트

③ 자전거

6. 플라이오메트릭 운동

① 낮은 높이의 박스로 올라간 뒤 양쪽 다리를 다 사용하여 점프해서 착지하기

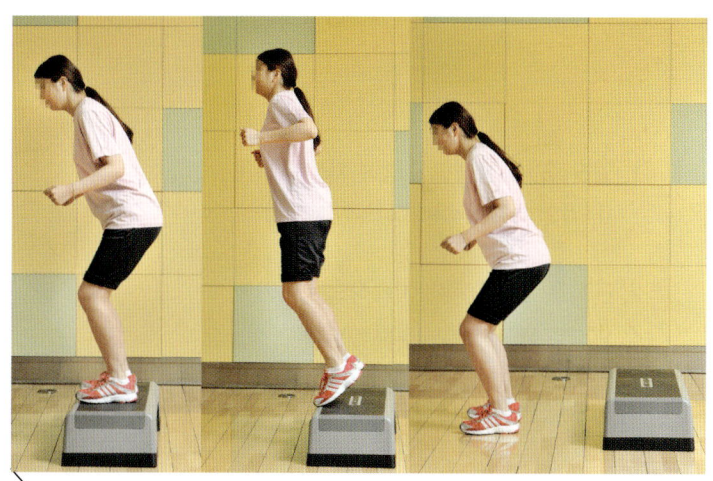

플라이오메트릭

- 낮은 높이의 박스로 올라간 후 양쪽 다리를 사용하여, 한번에 낮은 높이에서 내려옵니다.
- 10~15회 반복, 2~3세트 실시

제 **4**기 성취 목표

· · · ·

☑ 1. 일반적인 일생생활 수행에 지장이 없음
   (Performs activities of daily living)

☑ 2. 근력 및 근지구력이 지속적으로 증가 중
   (Increase strength and endurance)

☑ 3. 동요 훈련 시 반대측과 비슷함
   (Single leg perturbation equivalent to contralateral leg)

☑ 4. 대퇴사두근 등척성 근력이 다치지 않은 무릎쪽의 70% 이상
   (90도, 60도 및 30도)
   (Isometric quadriceps strength at least 70% of contralateral knee)

★ <u>담당 의료진이 위 내용을 확인하여
성취목표가 달성된 후 다음 단계로 넘어가도록 합니다.</u>

제 5기

10부터 12주까지 운동치료/재활치료
[손상(수술) 후 후기/이행기 3단계]

4기 성취 목표가 달성된 후 5기 프로토콜을 시작해야 합니다

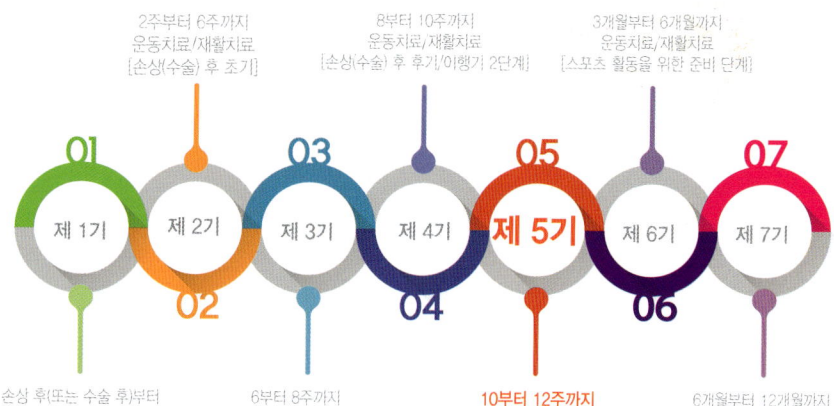

2주부터 6주까지 운동치료/재활치료 [손상(수술) 후 초기]

8부터 10주까지 운동치료/재활치료 [손상(수술) 후 후기/이행기 2단계]

3개월부터 6개월까지 운동치료/재활치료 [스포츠 활동을 위한 준비 단계]

제 1기 / 제 2기 / 제 3기 / 제 4기 / 제 5기 / 제 6기 / 제 7기

손상 후 (또는 수술 후)부터 2주까지 운동치료/재활치료 [손상(수술) 직후]

6부터 8주까지 운동치료/재활치료 [손상(수술) 후 후기/이행기 1단계]

10부터 12주까지 운동치료/재활치료 [손상(수술) 후 후기/이행기 3단계]

6개월부터 12개월까지 운동치료/재활치료 [스포츠 활동으로 복귀]

Ha's Protocols in Sports Medicine
Protocols in Exercise/Rehabilitation after ACL injury

손상시 — **〈제 1기〉**
　　　　손상 후(또는 수술 후)부터 2주까지 운동치료/재활치료
2주 —　[손상(수술) 직후]

3주 — **〈제 2기〉**
　　　　2주부터 6주까지 운동치료/재활치료
　—　　[손상(수술) 후 초기]

　—

6주 — **〈제 3기〉**
　　　　6부터 8주까지 운동치료/재활치료
　—　　[손상(수술) 후 후기/이행기 1단계]

8주 — **〈제 4기〉**
　　　　8부터 10주까지 운동치료/재활치료
　—　　[손상(수술) 후 후기/이행기 2단계]

10주 — **〈제 5기〉**
　　　　10부터 12주까지 운동치료/재활치료
　—　　[손상(수술) 후 후기/이행기 3단계]

12주 —

3개월 — **〈제 6기〉**
　　　　3개월부터 6개월까지 운동치료/재활치료
　　　　[스포츠 활동을 위한 준비 단계]

6개월 — **〈제 7기〉**
　　　　6개월부터 12개월까지 운동치료/재활치료
　　　　[스포츠 활동으로 복귀]

12개월 — **스포츠 활동으로 복귀**

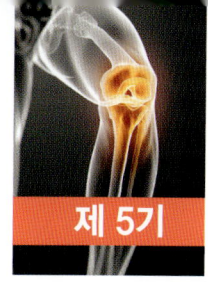

제 5기

10부터 12주까지
운동치료/재활치료
[손상(수술) 후 후기/이행기 3단계]

1. 보호
① 전체중 부하로 보행 : 평지는 가능하나 되도록 계단은 피해야 합니다.

2. 관절 운동 및 스트레칭
① 무릎 완전히 펴기 : 먼저 완전히 무릎을 펼 수 있도록 해야 합니다.

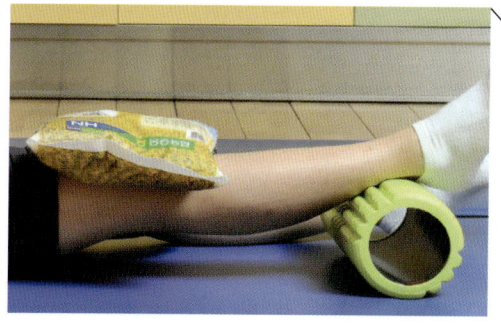

무릎 완전히 펴기
- 발목 밑에 베개를 놓습니다.
- 무릎 부위에 5kg 정도의 하중(쌀자루 등)을 올려 놓고 무릎이 완전히 펴지게 합니다. 목표 0도.
- 20분간 누르기
- 수시로, 최대한 많이

② 수동관절운동과 능동보조관절운동을 지속합니다.

③ 발목 당겨 무릎 굽히기 : 반대측 무릎과 비슷하게 굽혀지도록 완전히 굽힙니다.

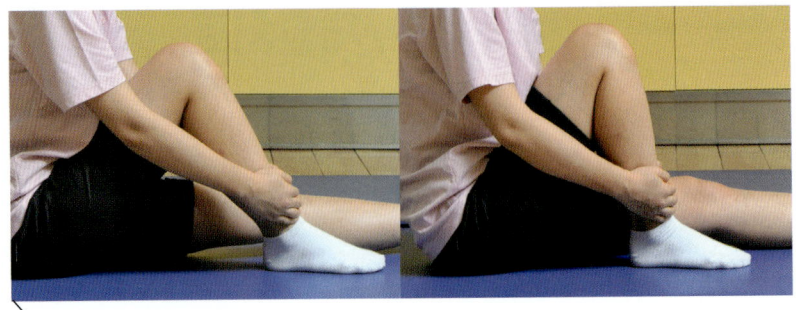

발목 당겨 무릎 굽히기

- 바닥에 앉은 후 양손으로 발목을 잡고, 다리를 엉덩이 쪽으로 잡아 당겨줍니다.
- 구부린 상태로 30초간 버틴 후 다시 무릎을 펴줍니다.
- 수시로, 최대한 많이

④ 스트레칭 지속 : 종아리, 햄스트링, 대퇴사두근, 장요근, 장경인대, 고관절 내전근 스트레칭을 지속합니다.

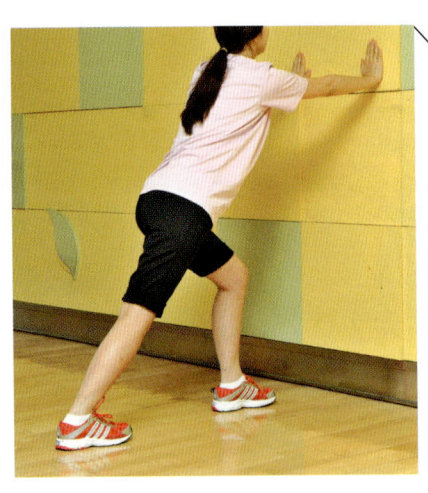

종아리 스트레칭

- 건측 다리를 앞으로 내딛은 상태에서 수상 다리의 발꿈치는 땅에 붙이고, 무릎은 쫙 펴줍니다.
- 30초간 유지, 수시로 많이

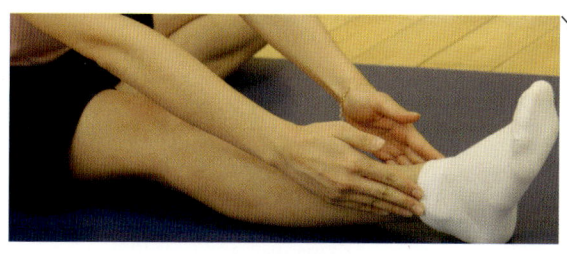

햄스트링 근육 스트레칭

- 수상 다리를 앞으로 쭉 뻗고 무릎은 쫙 펴줍니다.
- 손을 뻗으면서 상체를 숙여 줍니다.
- 30초간 유지, 수시로 많이

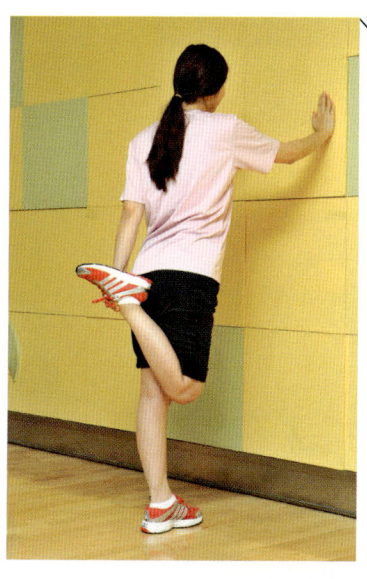

대퇴사두근 스트레칭

- 건측 다리로 균형을 잡으면서 한발로 섭니다.
- 수상 다리의 발목을 몸 뒤쪽에서 잡으면서 발목을 최대한 엉덩이 쪽으로 붙입니다.
- 20초간 유지, 수시로 많이

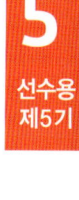

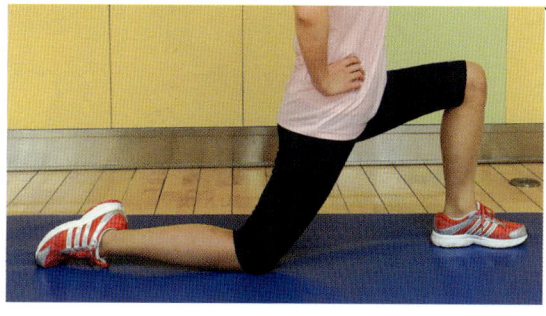

장요근 스트레칭

- 건측 다리는 굽혀서 앞으로 내딛고 수상 다리는 굽혀서 뒤로 두어 수상 다리의 고관절이 최대한 펴지도록 합니다.
- 20초간 유지, 수시로 많이

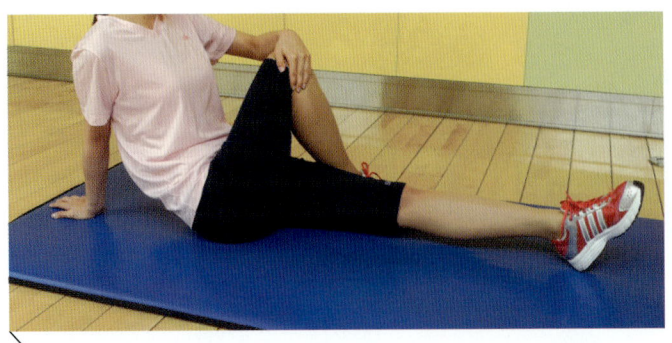

장경인대 스트레칭

- 건측다리를 쭉 펴고 수상 다리를 굽혀 건측 다리의 바깥쪽으로 둡니다.
- 손으로 수상 다리 바깥쪽을 건측다리 쪽으로 지긋이 밀어 줍니다.
- 20초간 유지, 수시로 많이

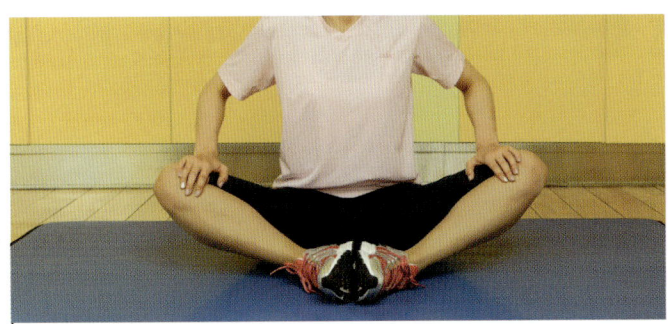

고관절 내전근 스트레칭

- 건측 다리와 수상 다리를 굽혀 발을 맞닿게 한 이후 양손으로 양쪽 무릎을 지긋이 아래로 눌러줍니다.
- 20초간 유지, 수시로 많이

3. 근력강화운동치료

① 고무 밴드로 저항을 주면서 하지 직거상 운동을 합니다.

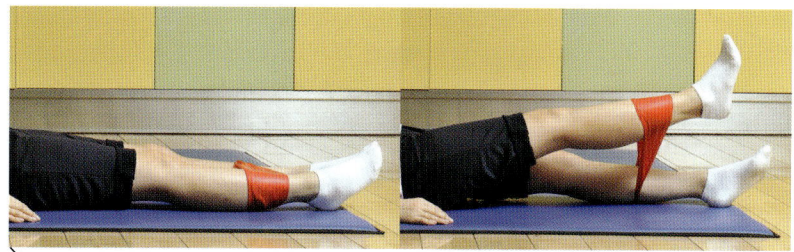

저항 주면서 하지 직거상 운동

- 발목에 저항이 있는 고무 밴드를 착용합니다.
- 무릎을 완전히 편 상태에서 수상다리전체를 들고 10초간 유지합니다.
- 10~15회 반복, 3세트 실시

② 등척성 운동(90도, 60도, 30도에서) : 90도, 60도, 30도로 각각 굽힌 상태에서 힘을 주면서 버티는 운동

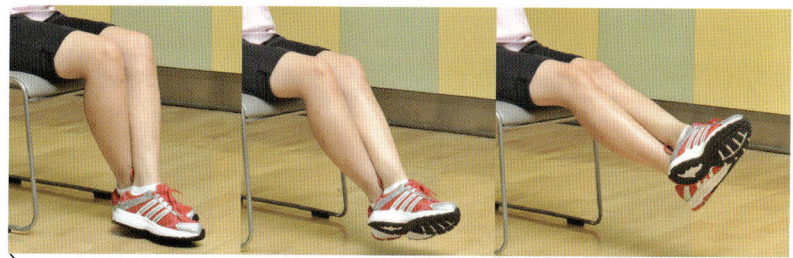

90도, 60도, 30도에서 등척성 운동

- 의자에 앉아 건측 다리를 다친 다리 발목에 올려 놓고 수상 무릎이 펴지지 않게 눌러 줍니다. 90도, 60도, 30도로 각각 굽힌 상태에서 시행합니다.
- 수상 무릎을 펴려고 힘을 주면서 10초간 유지합니다.
- 10~15회, 3세트 실시

③ 닫힌 사슬 운동
  ⓐ 10~70도로 반만 쪼그려 앉기

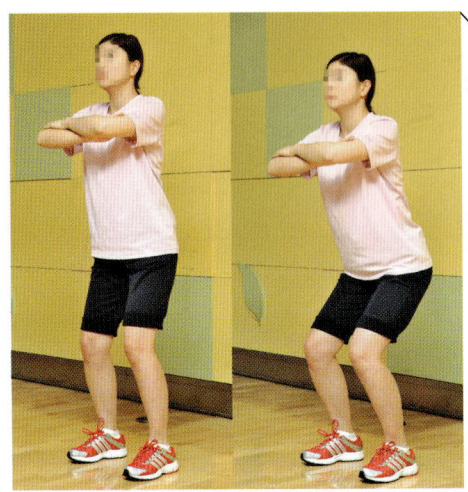

반만 쪼그려 앉기

- 두발을 편하게 벌린 상태에서 엉덩이를 뒤로 빼면서 앉는 자세를 취합니다(10~70도).
- 10~15회 반복
- 3세트 실시

  ⓑ 10~70도로 벽에 기대어 쪼그려 앉기

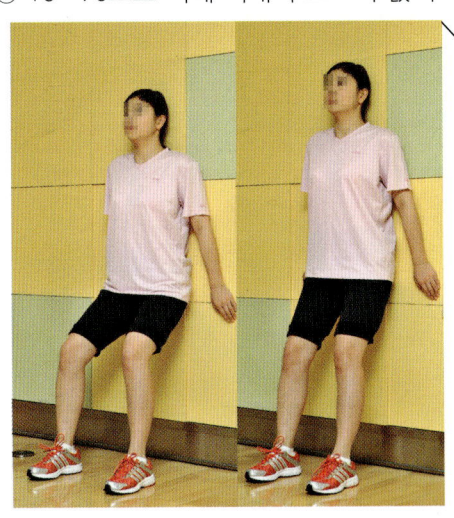

벽에 기대어 쪼그려 앉기

- 벽에 기댄 스쿼트 자세를 취합니다(10~70도).
- 10~15회 반복
- 3세트 실시

ⓒ 10~70도로 다리 밀기 운동(레그프레스)

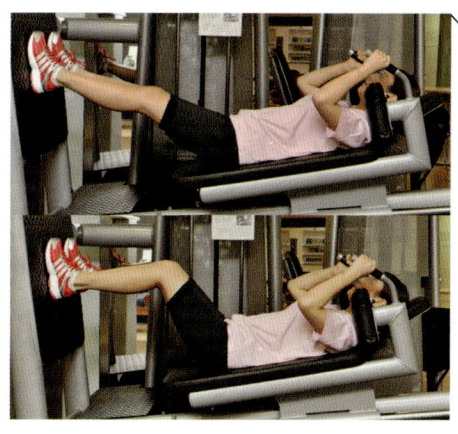

다리 밀기 운동

- 레그프레스 웨이트장비를 사용합니다.
- 10~70도 유지한 상태에서 운동
- 10~15회 반복, 2~3세트

ⓓ 보조기를 추가하지 않은 상태에서 양 다리로 ⓐ,ⓑ,ⓒ 운동이 가능하다면 점차적으로 수상다리 한쪽으로 저항을 주면서 운동하기(레그프레스, 스쿼트, 런지)

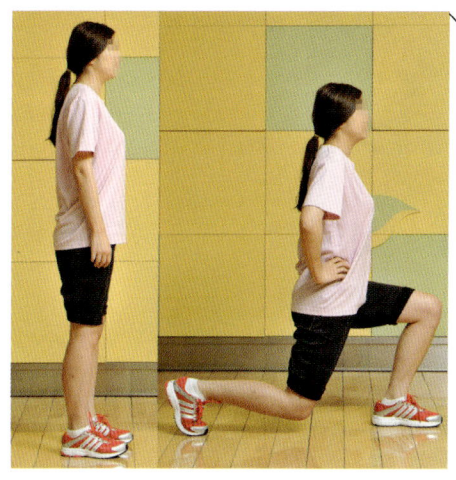

런지

- 두발로 선 상태에서 수상한 다리를 앞으로 최대한 내딛으면서 무릎을 굽힙니다.
- 수상한 무릎을 펴면서 두발을 모아 서 있는 자세로 돌아옵니다.
- 10~15회, 3세트

④ 열린 사슬 운동

　ⓐ 저항을 주면서 능동적으로 90~0도로 신전하기

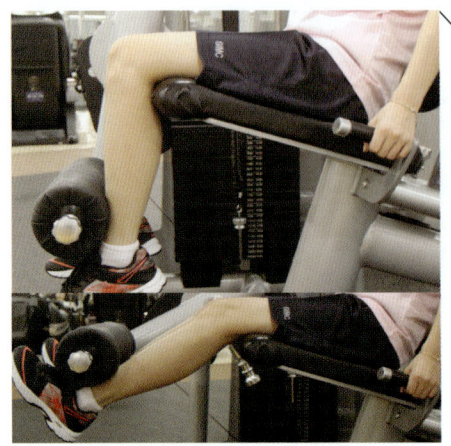

신전하기

- 저항을 주면서 장비를 이용합니다.
- 90~0도로 능동적으로 신전합니다.
- 10~15회 반복, 2~3세트

　ⓑ 0~90도로 능동굴곡하기(햄스트링 컬)

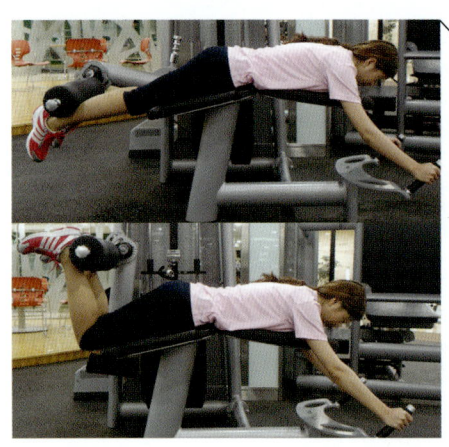

햄스트링 컬

- 햄스트링 컬 장비를 사용합니다.
- 0~90도 가동범위 내에서 운동
- 10~15회 반복, 2~3세트

⑤ 유산소 운동 : 보조기 풀고 물 속에서 걷기, 자전거 운동기구, 스테퍼 운동(낮은 저항, 낮은 스트로크), 짧은 보폭 약한 강도로 스키 머신 운동을 합니다.

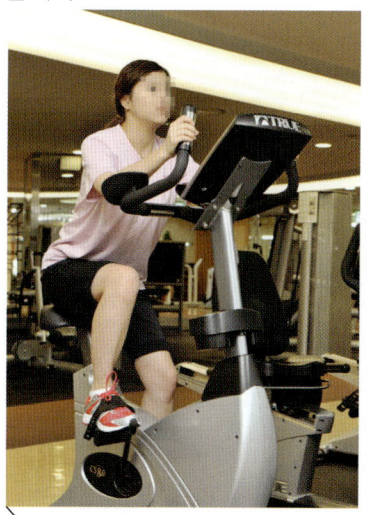
자전거 운동

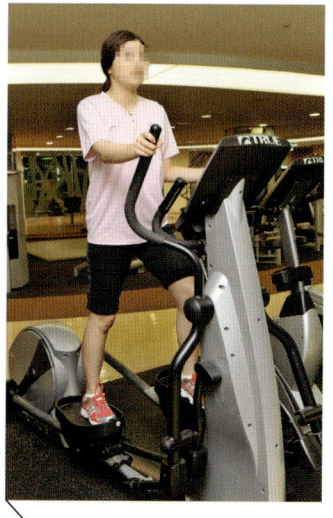
스키 머신 운동

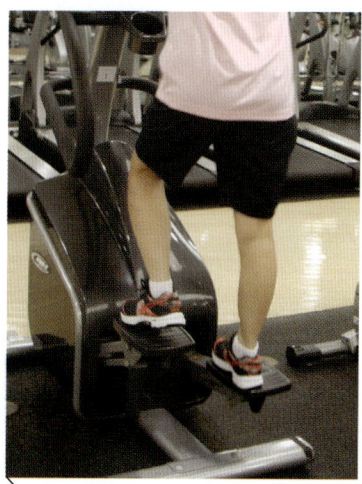
스테퍼 운동

4. 신경근육 트레이닝

① 한발로 서기 : 한발로 선 채로 허리를 굽혀 바닥의 꼬깔을 잡거나, 한쪽으로 저항이 있는 밴드를 잡고 한발로 균형을 잡는 운동을 합니다.

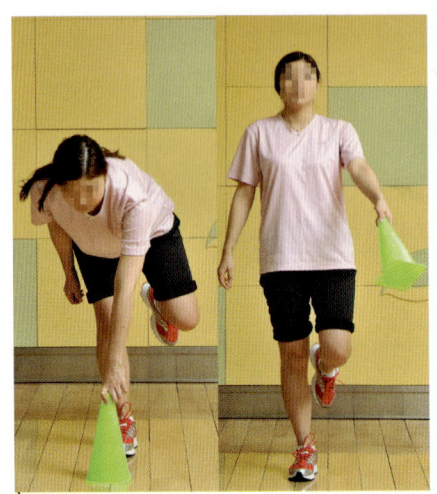

한발로 서기(꼬깔잡기)

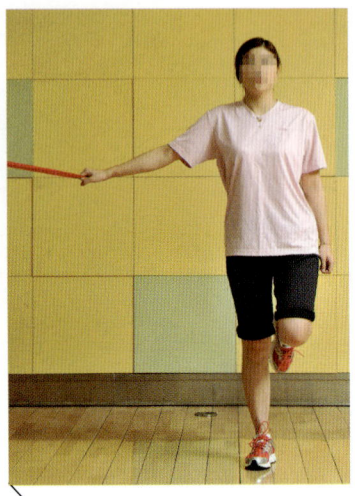

한발로 서기(밴드 사용)

- 다친 다리 쪽으로 한발로 섭니다.
  앞쪽에 있는 꼬깔을 허리를 앞으로 숙여 손으로 잡고 일어섭니다.
- 10~15회 반복, 3세트 실시

- 다친 다리 쪽으로 한발로 섭니다.
- 한쪽으로 저항이 있는 고무 밴드를 잡고 옆으로 넘어지지 않으려고 버팁니다.
- 30초간 유지
- 10~15회, 3세트 실시

② 동요 훈련 운동 : 더욱 불안정한 판에서 한발로 서서 균형을 잡는 운동을 합니다.

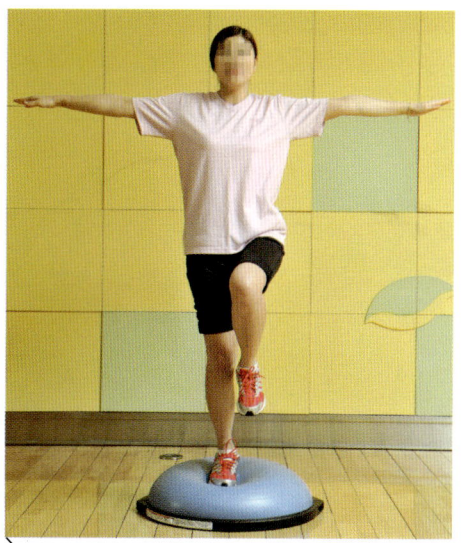

불안정한 판(보수볼 등)에서 한발로 서서 균형잡기

- 불안정한 판(보수볼 등)에서 이용하여, 한발로 올라선 채로 균형을 잡고 30초간 서 있습니다.
- 10~15회 반복, 3세트 실시

5. 근지구력 운동

① 한 방향으로 조깅하기(점프나 갑자기 멈추기는 하지 말 것)
② 스피드 증가 : 본인 최대 속도의 50%에서 최대 속도까지
③ 뒤로 달리기

6. 플라이오메트릭 운동

① 낮은 높이의 박스로 올라간 뒤 양쪽 다리를 다 사용하여 점프해서 착지하기

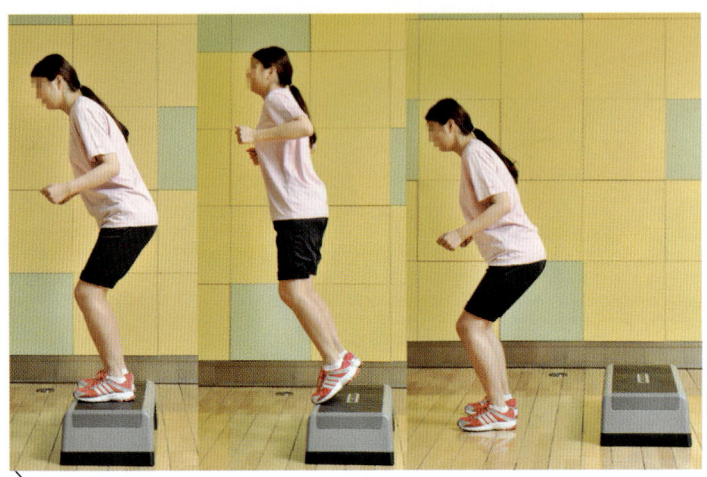

플라이오메트릭

- 낮은 높이의 박스로 올라간 후 양쪽 다리를 사용하여, 한번에 낮은 높이에서 내려옵니다.
- 10~15회 반복, 2~3세트 실시

7. 민첩성 및 스포츠 특화 운동

① 스포츠 특화 운동 시작 : 사이드 셔플, 카리오카

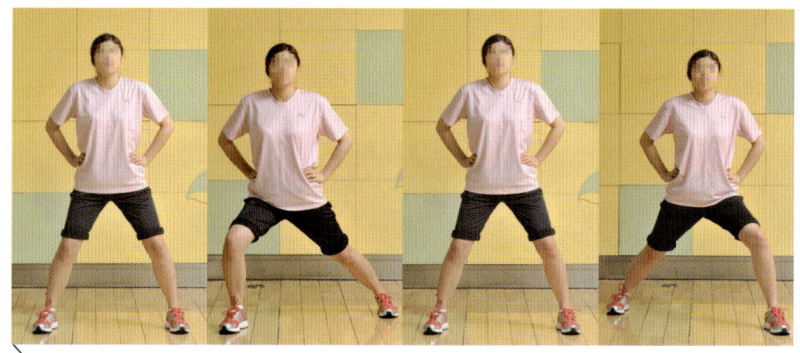

사이드 셔플

- 양쪽 무릎을 굽힌 상태에서 오른쪽으로 오른발을 내딛고 버틴 다음 다시 제자리로 돌아옵니다. 다음으로 왼쪽으로 왼발을 내딛고 버틴 다음 다시 제자리로 돌아옵니다.
- 왼쪽, 오른쪽 번갈아 가면서 합니다.
- 15회, 3세트 실시

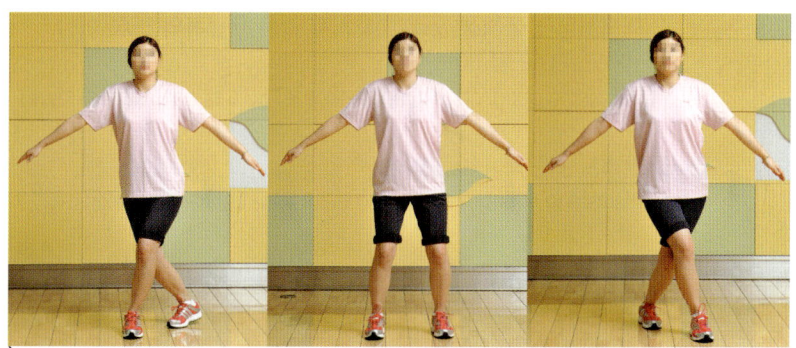

카리오카

- 양쪽 팔을 벌리고 양쪽 발을 교차하면서 걷습니다.
- 동시에 허리는 내딛는 발 방향으로 양쪽 팔과 함께 회전시켜 줍니다.
- 20회 반복, 3세트 실시

② 걷기를 기초로 한 민첩성 운동, 낮은 강도의 유산소 운동을 시행합니다.

제5기 성취 목표

- ☑ 1. 적절한 신경근육 밸런스 트레이닝 훈련이 적절하게 진전 중임
  (Adequate progression in neuromuscular balance training exercises)

- ☑ 2. 저충격 유산소 운동이 가능할 때
  (Tolerance for low impact aerobic activities)

- ☑ 3. 한발로 동요 훈련시 반대측과 비교해서 비슷할 때(양호)
  (Single leg perturbation equivalent to contralateral leg)

- ☑ 4. 대퇴사두근 등척성 근력이 다치지 않은 무릎쪽의 80% 이상
  (90도, 60도 및 30도)
  (Isometric quadriceps strength at least 80% of contralateral knee)

- ☑ 5. 햄스트링 근력 110% 이상
  (Hamstring strength 110% or greater than contralateral extremity)

- ☑ 6. 수상한 하지 기능 테스트(Single-leg function tests)
  – hop distance 혹은 timed hop test에서 건측에 비해 70% 이상

- ☑ 7. 관절 동요측정 결과(Joint Arthrometer) 3mm 이내

★ <u>담당 의료진이 위 내용을 확인하여
성취목표가 달성된 후 다음 단계로 넘어가도록 합니다.</u>

제 6기

3개월부터 6개월까지 운동치료/재활치료
[스포츠 활동을 위한 준비단계]

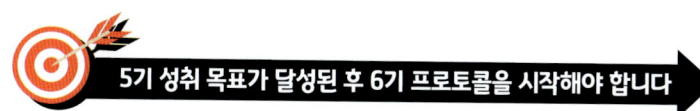
5기 성취 목표가 달성된 후 6기 프로토콜을 시작해야 합니다

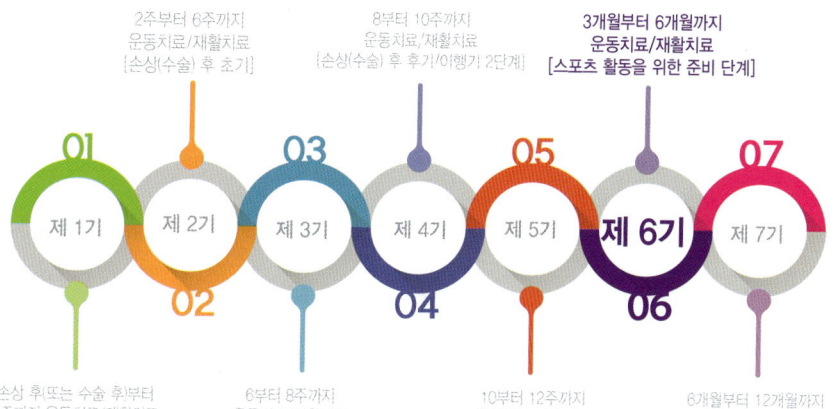

Ha's Protocols in Sports Medicine

Protocols in Exercise/Rehabilitation after ACL injury

손상시 — **〈제 1기〉**
  손상 후(또는 수술 후)부터 2주까지 운동치료/재활치료
  [손상(수술) 직후]
2주 —

3주 — **〈제 2기〉**
  2주부터 6주까지 운동치료/재활치료
  [손상(수술) 후 초기]

6주 — **〈제 3기〉**
  6부터 8주까지 운동치료/재활치료
  [손상(수술) 후 후기/이행기 1단계]

8주 — **〈제 4기〉**
  8부터 10주까지 운동치료/재활치료
  [손상(수술) 후 후기/이행기 2단계]

10주 — **〈제 5기〉**
  10부터 12주까지 운동치료/재활치료
  [손상(수술) 후 후기/이행기 3단계]

12주 —

3개월 — **〈제 6기〉**
  3개월부터 6개월까지 운동치료/재활치료
  [스포츠 활동을 위한 준비 단계]

6개월 — **〈제 7기〉**
  6개월부터 12개월까지 운동치료/재활치료
  [스포츠 활동으로 복귀]

12개월 — **스포츠 활동으로 복귀**

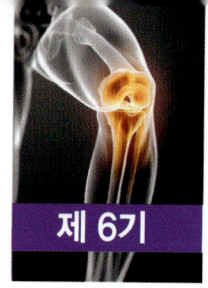

제 6기

3개월부터 6개월까지 운동치료/재활치료
[스포츠 활동을 위한 준비 단계]

1. 관절 운동 및 스트레칭

① 수동관절운동과 능동보조관절운동 : 완전히 회복되도록 해 줍니다.
② 스트레칭 지속 : 종아리, 햄스트링, 대퇴사두근, 장요근, 장경인대, 고관절 내전근 스트레칭을 지속합니다.

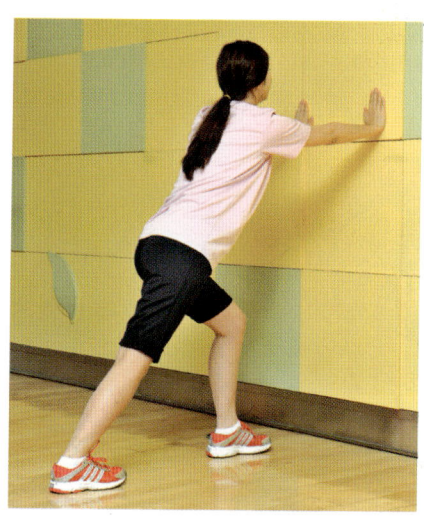

종아리 스트레칭
- 건측 다리를 앞으로 내딛은 상태에서 수상 다리의 발꿈치는 땅에 붙이고, 무릎은 쫙 펴줍니다.
- 30초간 유지, 수시로 많이

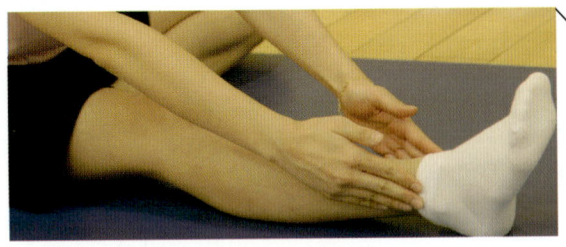

햄스트링 근육 스트레칭

- 수상 다리를 앞으로 쭉 뻗고 무릎은 쫙 펴줍니다.
- 손을 뻗으면서 상체를 숙여 줍니다.
- 30초간 유지, 수시로 많이

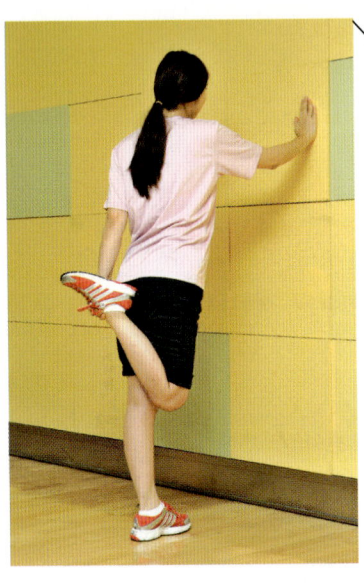

대퇴사두근 스트레칭

- 건측 다리로 균형을 잡으면서 한발로 섭니다.
- 수상 다리의 발목을 몸 뒤쪽에서 잡으면서 발목을 최대한 엉덩이 쪽으로 붙입니다.
- 20초간 유지, 수시로 많이

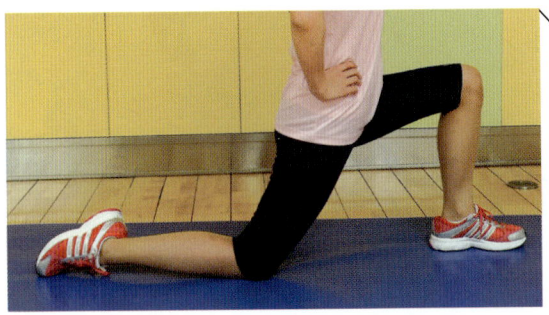

장요근 스트레칭

- 건측 다리는 굽혀서 앞으로 내딛고 수상 다리는 굽혀서 뒤로 두어 수상 다리의 고관절이 최대한 펴지도록 합니다.
- 20초간 유지, 수시로 많이

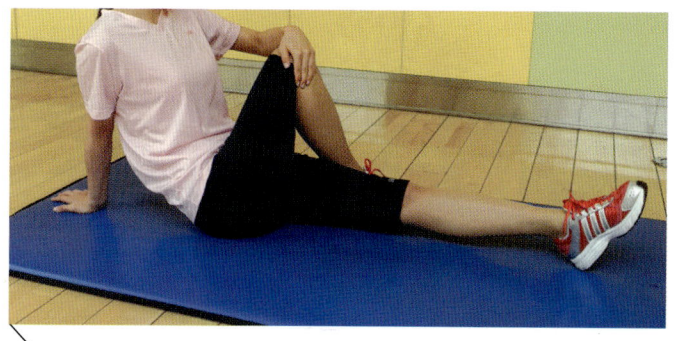

장경인대 스트레칭

- 건측 다리를 쭉 펴고 수상 다리를 굽혀 건측 다리의 바깥쪽으로 둡니다.
- 손으로 수상 다리 바깥쪽을 건측 다리 쪽으로 지긋이 밀어 줍니다.
- 20초간 유지, 수시로 많이

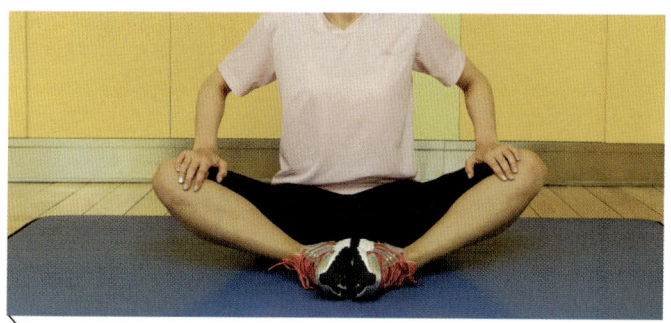

고관절 내전근 스트레칭

- 건측 다리와 수상 다리를 굽혀 발을 맞닿게 한 이후 양손으로 양쪽 무릎을 지긋이 아래로 눌러줍니다.
- 20초간 유지, 수시로 많이

2. 근력강화운동치료

① 닫힌/열린 사슬 운동 지속 : 저항을 증가하여 지속하고, 최대한의 가동 범위까지 운동범위를 증가시키면서 운동합니다. 열린 사슬 운동은 양쪽 다리 운동에서 한쪽 다리 운동으로 진행해줍니다.

　ⓐ 닫힌 사슬 운동
　　i. 런지

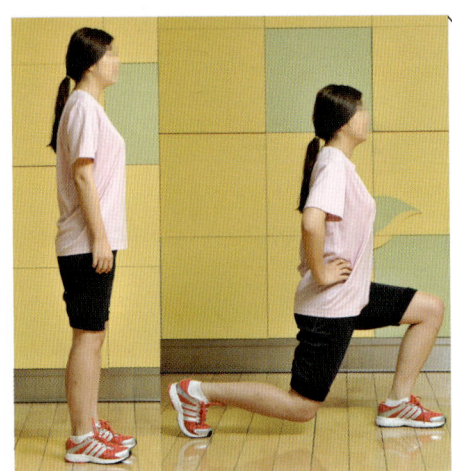

런지
- 두발로 선 상태에서 수상한 다리를 앞으로 최대한 내딛으면서 무릎을 굽힙니다.
- 수상한 무릎을 펴면서 두발을 모아 서 있는 자세로 돌아옵니다.
- 10~15회, 3세트

ii. 다리 밀기 운동(레그프레스)

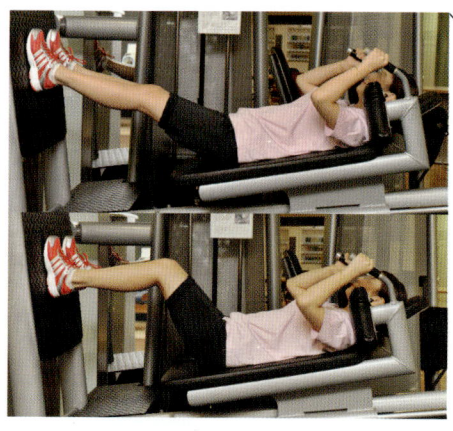

다리 밀기 운동

- 레그프레스 웨이트 장비를 사용합니다.
- 저항을 증가하여 지속하고, 최대한의 가동 범위까지 운동범위를 증가시키면서 운동합니다.
- 10~15회 반복, 2~3세트

ⓑ 열린 사슬 운동

i. 신전하기 : 저항을 증가하여 지속하고, 최대한의 가동 범위까지 운동 범위를 증가시키면서 운동합니다. 양쪽 다리 운동에서 한쪽 다리 운동으로 진행해줍니다.

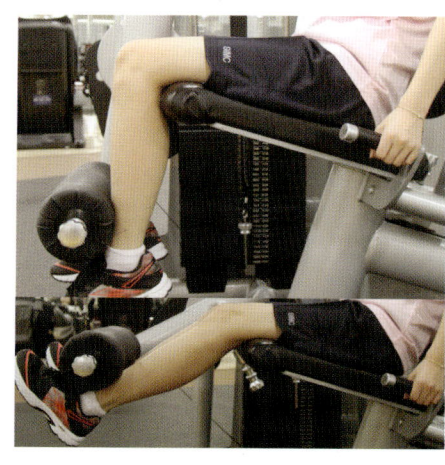

신전하기

- 저항을 증가하여 지속합니다.
- 최대한의 가동 범위까지 운동범위를 증가시키면서 운동합니다.
- 양쪽 다리 운동에서 한쪽 다리 운동으로 진행해줍니다.
- 10~15회 반복, 2~3세트

ii. 굴곡하기(햄스트링 컬) : 저항을 증가하여 지속하고, 최대한의 가동 범위까지 운동범위를 증가시키면서 운동합니다. 양쪽 다리 운동에서 한쪽 다리 운동으로 진행해줍니다.

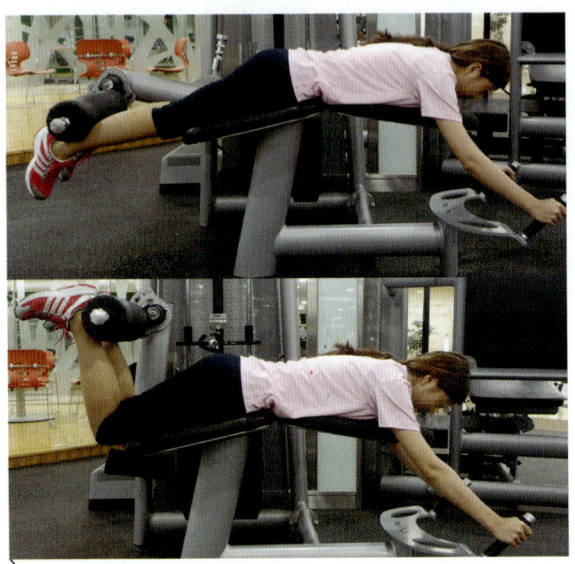

햄스트링 컬

- 햄스트링 컬 장비를 사용합니다.
- 저항을 증가하여 지속하고, 최대한의 가동 범위까지 운동범위를 증가시키면서 운동합니다.
- 양쪽 다리 운동에서 한쪽 다리 운동으로 진행해줍니다.
- 10~15회 반복, 2~3세트

② 유산소 운동 : 수영(발차기), 물 속에서 걷기, 자전거 운동기구, 스테퍼 기계운동(낮은 저항, 낮은 높이), 낮은 저항, 짧은 보폭으로 스키 머신 운동을 합니다.

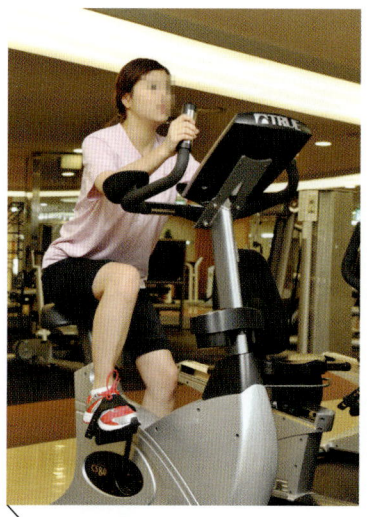

자전거 운동

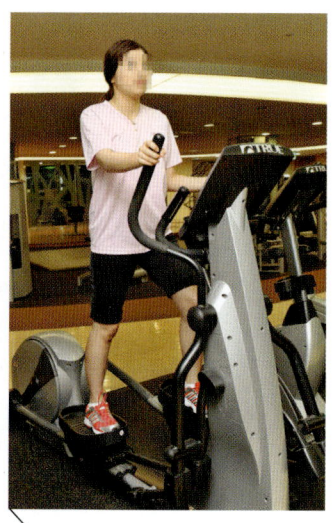

스키 머신 운동

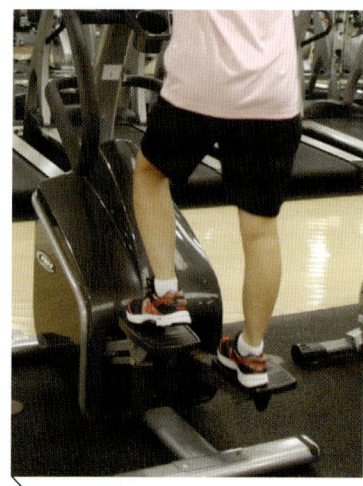

스테퍼 운동

3. 신경근육 트레이닝

① 한발로 서기 : 한발로 선 채로 허리를 굽혀 바닥의 꼬깔을 잡거나, 한쪽으로 저항이 있는 밴드를 잡고 한발로 균형을 잡는 운동을 합니다.

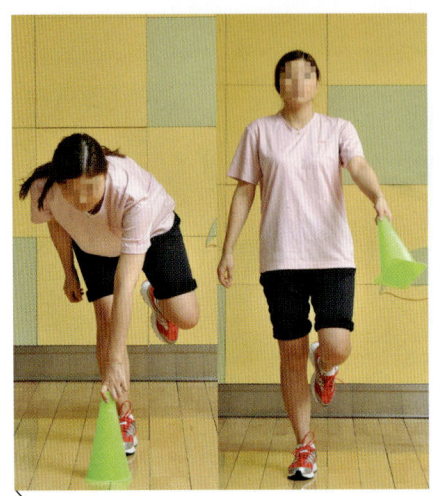

한발로 서기(꼬깔잡기)

- 다친 다리 쪽으로 한발로 섭니다.
  앞쪽에 있는 꼬깔을 허리를 앞으로 숙여 손으로 잡고 일어섭니다.
- 10~15회 반복, 3세트 실시

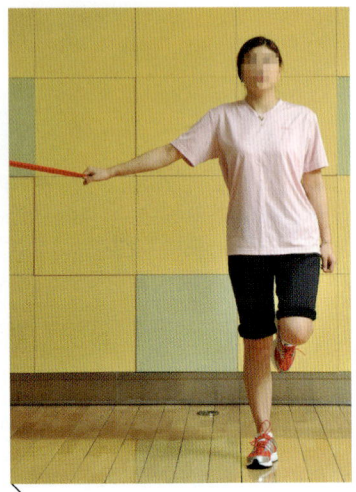

한발로 서기(밴드 사용)

- 다친 다리 쪽으로 한발로 섭니다.
- 한쪽으로 저항이 있는 고무 밴드를 잡고 옆으로 넘어지지 않으려고 버팁니다.
- 30초간 유지
- 10~15회, 3세트 실시

② 동요 훈련 운동 : 더욱 불안정한 판에서 한발로 서서 균형을 잡는 운동을 합니다.

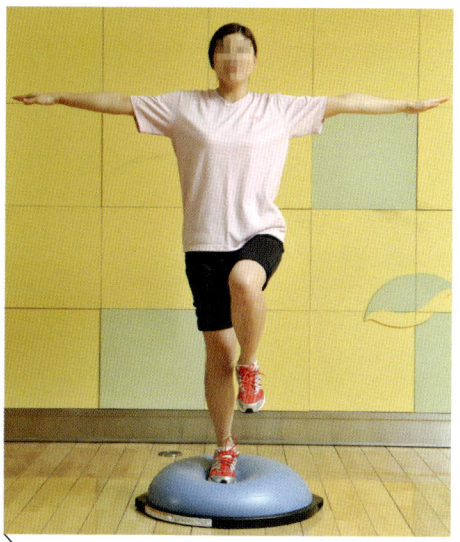

불안정한 판(보수볼 등)에서 한발로 서서 균형잡기

- 불안정한 판(보수볼 등)을 이용하여, 한발로 올라선 채로 균형을 잡고 30초간 서 있습니다.
- 10~15회 반복, 3세트 실시

4. 근지구력 운동

① 한 방향으로 조깅하기(점프나 갑자기 멈추기는 하지 말 것).
② 스피드 증가 : 본인 최대 속도의 50%에서 최대 속도까지
③ 뒤로 달리기

5. 기능 훈련

① 카리오카, 스포츠 줄을 이용한 런지

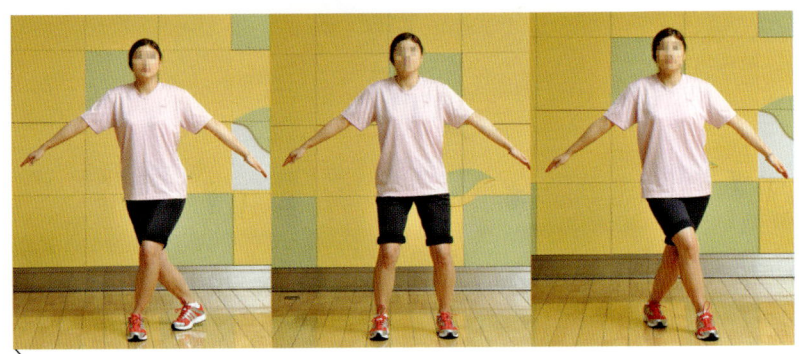

카리오카

- 양쪽 팔을 벌리고 양쪽 발을 교차하면서 걷습니다.
- 동시에 허리는 내딛는 발 방향으로 양쪽 팔과 함께 회전시켜 줍니다.
- 20회 반복, 3세트 실시

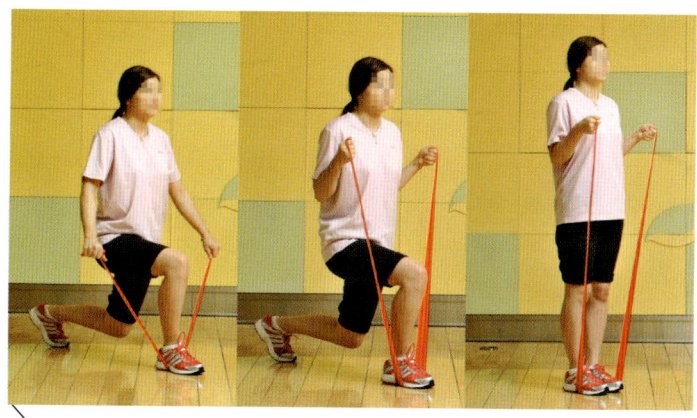

스포츠 줄을 이용한 런지

- 저항이 있는 밴드를 양손으로 잡습니다.
- 두발로 선 상태에서 수상한 다리를 앞으로 최대한 내딛으면서 무릎을 굽힙니다.
- 수상한 무릎을 펴서 두발을 모아 서있는 자세로 돌아옵니다.
- 10~15회, 3세트

② 앞으로 달리기, 뒤로 달리기
③ 스포츠 줄을 이용하여 제자리 달리기

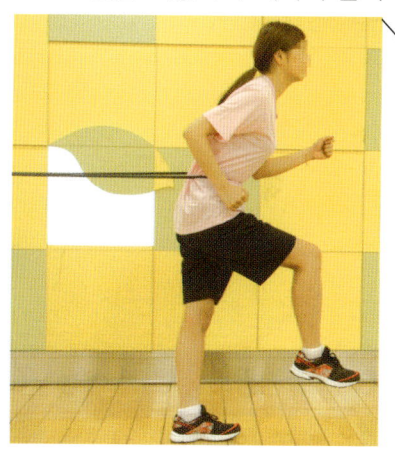

스포츠 줄을 이용하여 제자리 달리기

- 밴드를 허리에 차고 앞으로 가지 않도록 뒤에서 잡아준 상태에서 제자리에서 걷습니다.
- 20보, 3세트 실시

④ 물 안에서 달리기

6. 플라이오메트릭 운동

① 양발로 상자 위로 뛰어 오르기

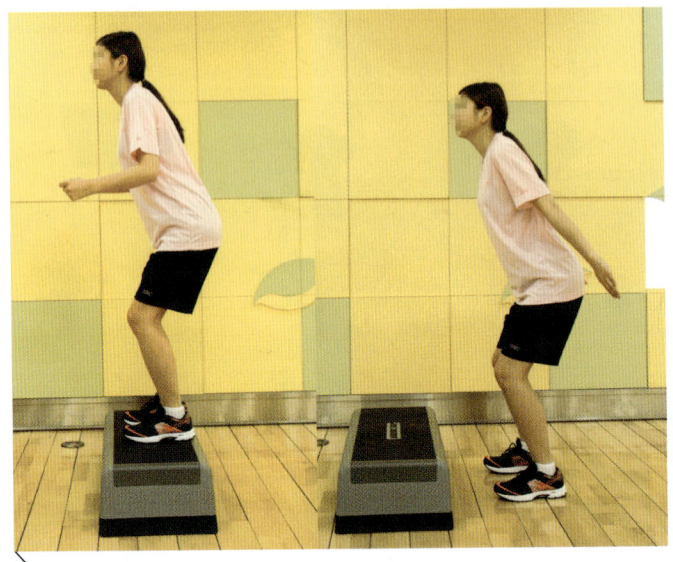

플라이오메트릭

- 양발을 모은 상태에서 낮은 발판 위로 뛰어 오릅니다.
- 10~15회 반복
- 3세트 실시

7. 민첩성 및 스포츠 특화 운동

① 스포츠 특화 운동 지속 : 꼬깔 놓고 훈련, 사이드 셔플, 카리오카

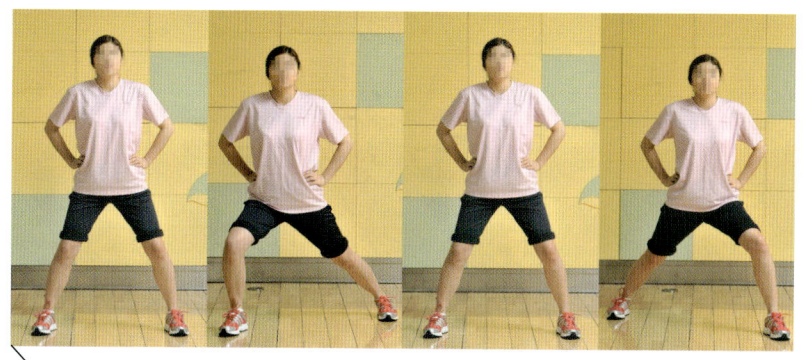

사이드 셔플

- 양쪽 무릎을 굽힌 상태에서 오른쪽으로 오른발을 내딛고 버틴 다음 다시 제자리로 돌아옵니다. 다음으로 왼쪽으로 왼발을 내딛고 버틴 다음 다시 제자리로 돌아옵니다.
- 왼쪽, 오른쪽 번갈아 가면서 합니다.
- 15회, 3세트 실시

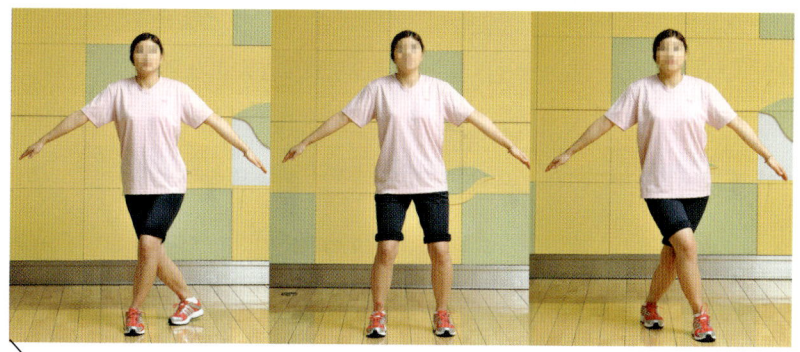

카리오카

- 양쪽 팔을 벌리고 양쪽 발을 교차하면서 걷습니다.
- 동시에 허리는 내딛는 발 방향으로 양쪽 팔과 함께 회전시켜 줍니다.
- 20회 반복, 3세트 실시

② 걷기를 기초로 한 민첩성 운동, 낮은 강도의 유산소 운동을 시행합니다.

제6기 성취 목표

- [x] 1. 통증, 부종 및 걸음걸이에 이상 없이 1km까지 달릴 수 있음
  (Ability to run for up to 1km without any pain or swelling or gait asymmetries)

- [x] 2. 환자가 불안정성을 느끼지 않음
  (No subjective sense of instability)

- [x] 3. 대퇴사두근 근력이 다치지 않은 무릎쪽의 90% 이상
  (Quadriceps strength 90% or greater than opposite extremity)

- [x] 4. Isokinetic test 상 대퇴사두근과 햄스트링 차이가 20~25% 이내

- [x] 5. 햄스트링/대퇴사두근 비율 70% 이상
  (Hamstrings/quadriceps ratio 70% or greater)

- [x] 6. 관절 동요측정 결과(Joint Arthrometer) 3mm 이내

- [x] 7. 수상한 하지 기능 테스트(Single-leg function tests)
  – hop distance 혹은 timed hop test에서 건측에 비해 90% 이상

★ 담당 의료진이 위 내용을 확인하여
성취목표가 달성된 후 다음 단계로 넘어가도록 합니다.

제 7기

6개월부터 12개월까지
운동치료/재활치료
[스포츠 활동으로 복귀]

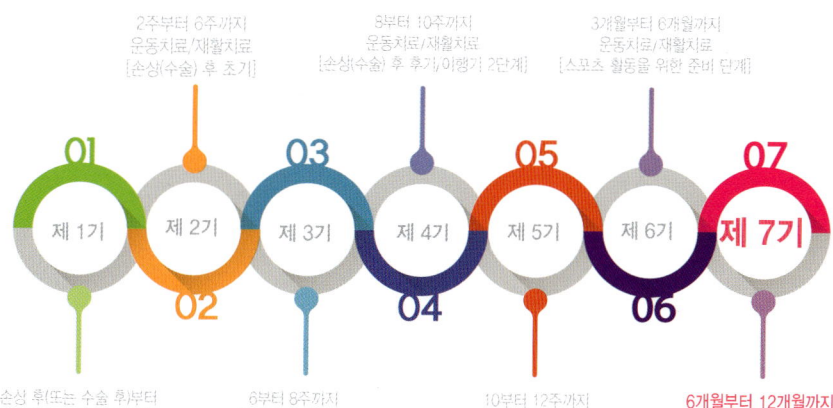

Ha's Protocols in Sports Medicine

Protocols in Exercise/Rehabilitation after ACL injury

손상시 — **〈제 1기〉**
　　　　　손상 후(또는 수술 후)부터 2주까지 운동치료/재활치료
2주 —　　[손상(수술) 직후]

3주 —　**〈제 2기〉**
　　　　　2주부터 6주까지 운동치료/재활치료
　　　　　[손상(수술) 후 초기]

6주 —　**〈제 3기〉**
　　　　　6부터 8주까지 운동치료/재활치료
　　　　　[손상(수술) 후 후기/이행기 1단계]

8주 —　**〈제 4기〉**
　　　　　8부터 10주까지 운동치료/재활치료
　　　　　[손상(수술) 후 후기/이행기 2단계]

10주 —　**〈제 5기〉**
　　　　　10부터 12주까지 운동치료/재활치료
　　　　　[손상(수술) 후 후기/이행기 3단계]

12주 —

3개월 —　**〈제 6기〉**
　　　　　3개월부터 6개월까지 운동치료/재활치료
　　　　　[스포츠 활동을 위한 준비 단계]

6개월 —　**〈제 7기〉**
　　　　　6개월부터 12개월까지 운동치료/재활치료
　　　　　[스포츠 활동으로 복귀]

12개월 —　**스포츠 활동으로 복귀**

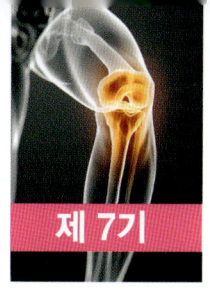

제 7기

6개월부터 12개월까지 운동치료/재활치료
[스포츠 활동으로 복귀]

1. 관절 운동 및 스트레칭

① 수동관절운동과 능동보조관절운동 : 완전히 회복되도록 해 줍니다.

② 스트레칭 지속 : 종아리, 햄스트링, 대퇴사두근, 장요근, 장경인대, 고관절 내전근 스트레칭을 지속합니다.

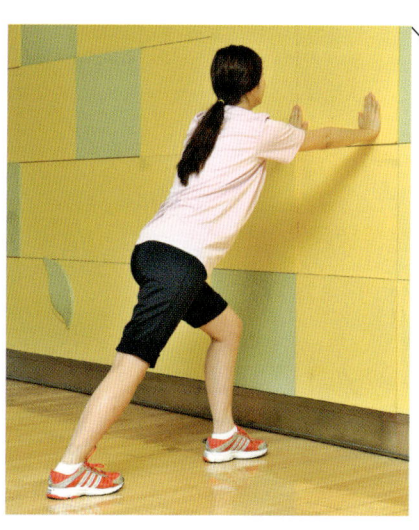

종아리 스트레칭

- 건측 다리를 앞으로 내디딘 상태에서 수상 다리의 발꿈치는 땅에 붙이고, 무릎은 쫙 펴줍니다.
- 30초간 유지, 수시로 많이

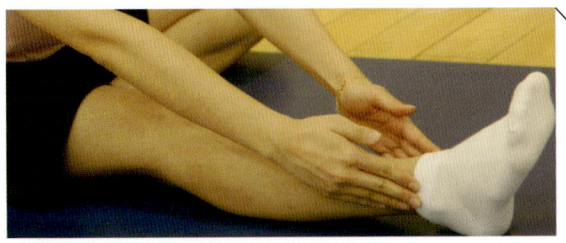

햄스트링 근육 스트레칭

- 수상 다리를 앞으로 쭉 뻗고 무릎은 쫙 펴줍니다.
- 손을 뻗으면서 상체를 숙여 줍니다.
- 30초간 유지, 수시로 많이

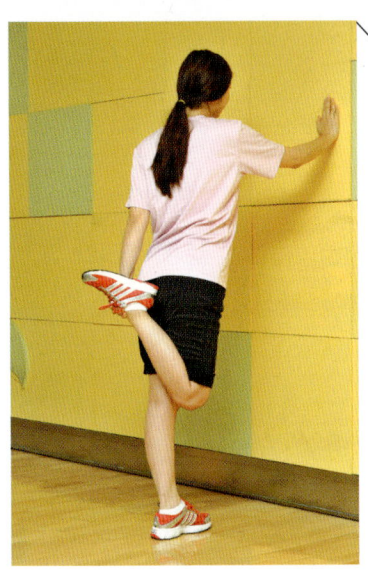

대퇴사두근 스트레칭

- 건측 다리로 균형을 잡으면서 한발로 섭니다.
- 수상 다리의 발목을 몸 뒤쪽에서 잡으면서 발목을 최대한 엉덩이 쪽으로 붙입니다.
- 20초간 유지, 수시로 많이

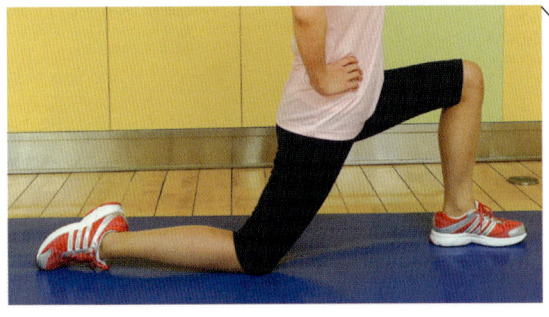

장요근 스트레칭

- 건측다리는 굽혀서 앞으로 내딛고 수상 다리는 굽혀서 뒤로 두어 수상 다리의 고관절이 최대한 펴지도록 합니다.
- 20초간 유지, 수시로 많이

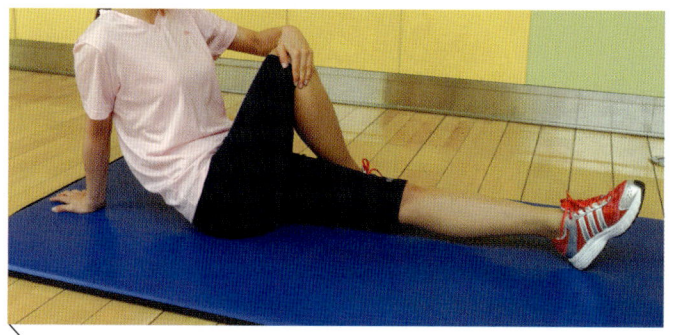

장경인대 스트레칭

- 건측 다리를 쭉 펴고 수상 다리를 굽혀 건측 다리의 바깥쪽으로 둡니다.
- 손으로 수상 다리 바깥쪽을 건측다리 쪽으로 지긋이 밀어 줍니다.
- 20초간 유지, 수시로 많이

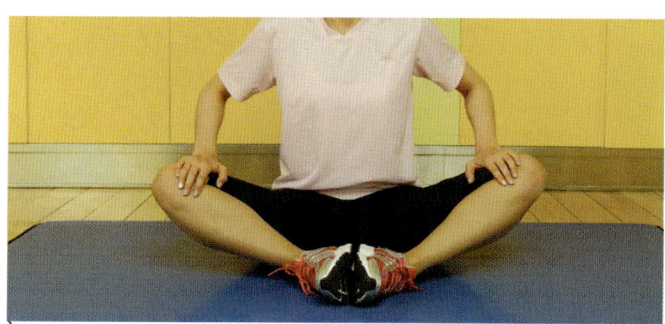

고관절 내전근 스트레칭

- 건측 다리와 수상 다리를 굽혀 발을 맞닿게 한 이후 양손으로 양쪽 무릎을 지긋이 아래로 눌러줍니다.
- 20초간 유지, 수시로 많이

2. 근력강화운동치료

① 닫힌/열린 사슬 운동 지속 : 저항을 증가하여 지속하고, 최대한의 가동 범위까지 운동범위를 증가시키면서 운동합니다. 열린 사슬 운동은 양쪽 다리 운동에서 한쪽 다리 운동으로 진행해줍니다.

ⓐ 닫힌 사슬 운동
  i. 런지

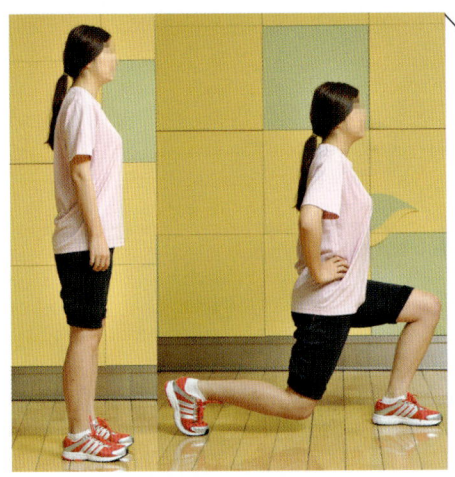

런지

- 두발로 선 상태에서 수상한 다리를 앞으로 최대한 내딛으면서 무릎을 굽힙니다.
- 수상한 무릎을 펴면서 두발을 모아 서 있는 자세로 돌아옵니다.
- 10~15회, 3세트

ii. 다리 밀기 운동(레그프레스)

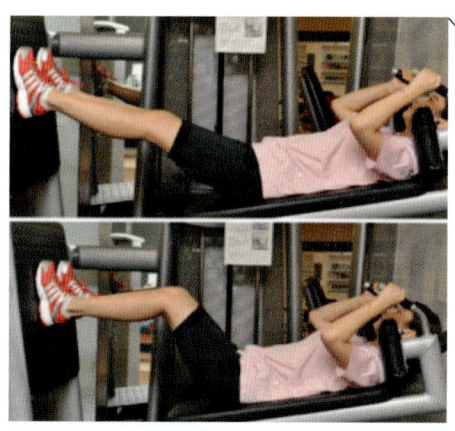

다리 밀기 운동

- 레그프레스 웨이트 장비를 사용합니다.
- 저항을 증가하여 지속하고, 최대한의 가동 범위까지 운동범위를 증가시키면서 운동합니다.
- 10~15회 반복, 2~3세트

ⓑ 열린 사슬 운동

  i. 신전하기 : 저항을 증가하여 지속하고, 최대한의 가동 범위까지 운동 범위를 증가시키면서 운동합니다. 양쪽 다리 운동에서 한쪽 다리 운동으로 진행해줍니다.

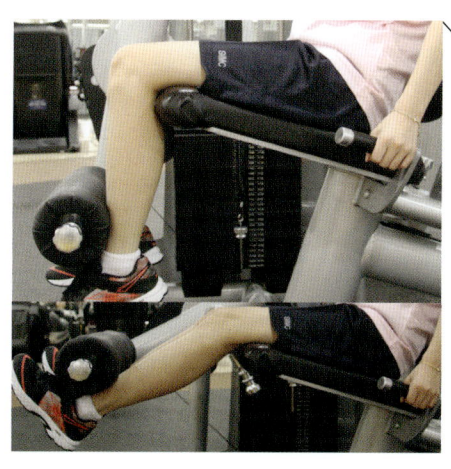

신전하기

- 저항을 증가하여 지속합니다.
- 최대한의 가동 범위까지 운동범위를 증가시키면서 운동합니다.
- 양쪽 다리 운동에서 한쪽 다리 운동으로 진행해줍니다.
- 10~15회 반복, 2~3세트

ii. 굴곡하기(햄스트링 컬) : 저항을 증가하여 지속하고, 최대한의 가동 범위까지 운동범위를 증가시키면서 운동합니다. 양쪽 다리 운동에서 한쪽 다리 운동으로 진행해줍니다.

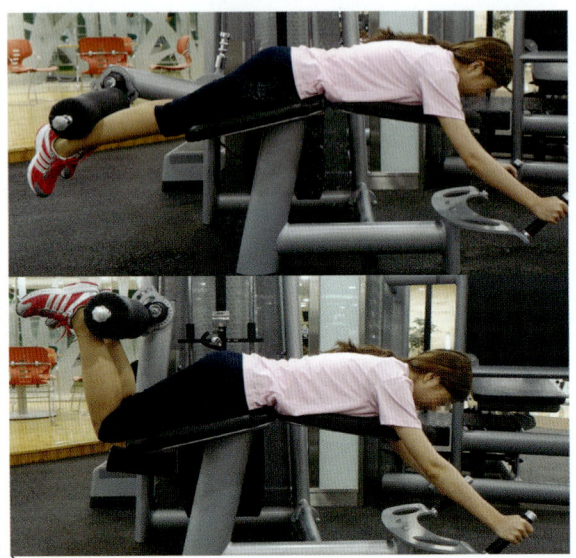

햄스트링 컬

- 햄스트링 컬 장비를 사용합니다.
- 저항을 증가하여 지속하고, 최대한의 가동 범위까지 운동범위를 증가시키면서 운동합니다.
- 양쪽 다리 운동에서 한쪽 다리 운동으로 진행해줍니다.
- 10~15회 반복, 2~3세트

② 유산소 운동 : 수영(발차기), 물 속에서 걷기, 자전거 운동기구, 스탭퍼 기계운동(낮은 저항, 낮은 높이), 낮은 저항, 짧은 보폭으로 스키 머신 운동을 합니다.

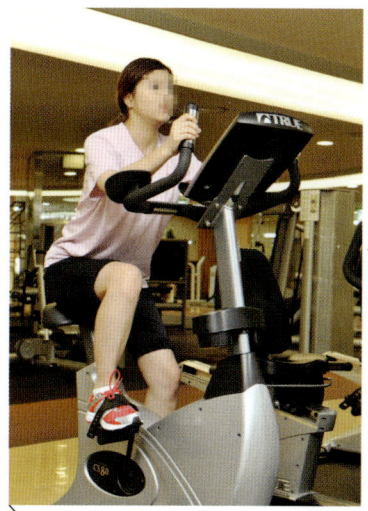
자전거 운동

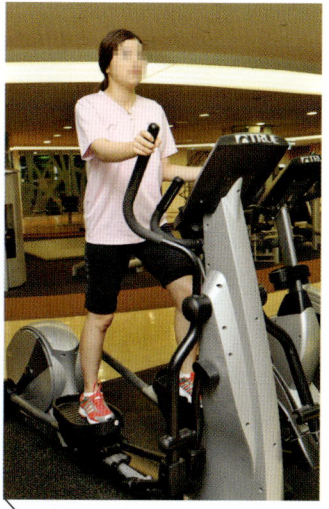
스키 머신 운동

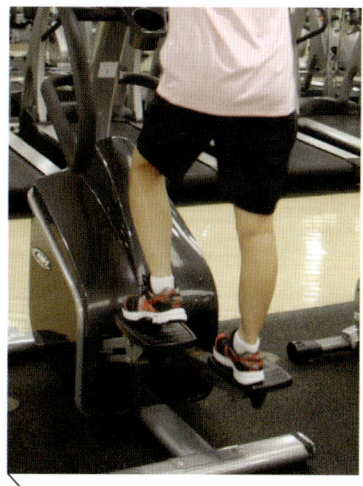
스테퍼 운동

3. 신경근육 트레이닝

① 한발로 서기 및 동요 훈련 운동 강도 증가 : 대퇴사두근 상태에 따라 훈련강도 결정

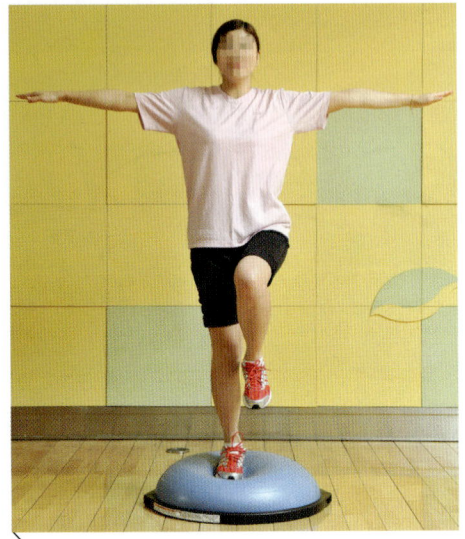

불안정한 판(보수볼 등)에서 한발로 서서 균형잡기

- 불안정한 판(보수볼 등)을 이용하여, 한발로 올라선 채로 균형을 잡고 30초간 서 있습니다.
- 10~15회 반복, 3세트 실시

② 한발로 하는 활동 증가

4. 근지구력 운동

① 민첩성 운동 및 전력질주와 갑자기 멈추는 훈련으로 점차 진행
   : 대퇴사두근 상태에 따라 강도 결정

5. 기능 훈련

① 카리오카, 스포츠 줄을 이용한 런지, 앞으로 달리기, 뒤로 달리기, 스포츠 줄을 이용하여 제자리 달리기, 물안에서 달리기 지속

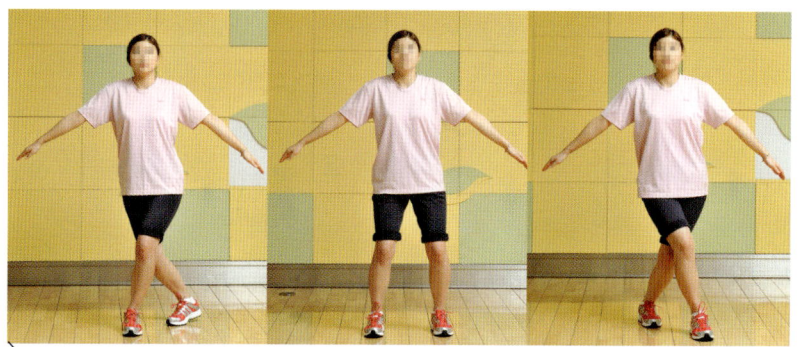

카리오카

- 양쪽 팔을 벌리고 양쪽 발을 교차하면서 걷습니다.
- 동시에 허리는 내딛는 발 방향으로 양쪽 팔과 함께 회전시켜 줍니다.
- 20회 반복, 3세트 실시

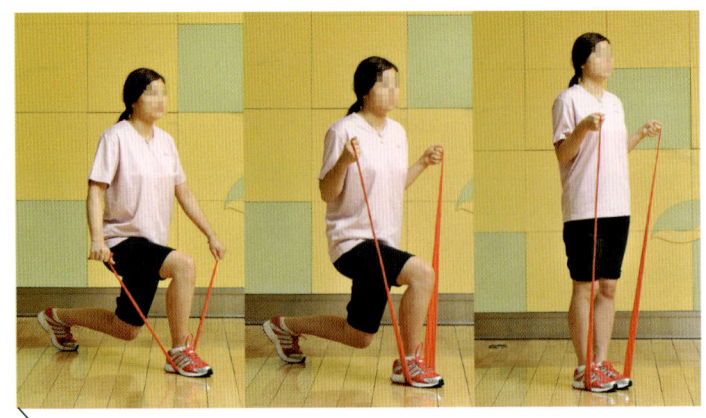

스포츠 줄을 이용한 런지

- 저항이 있는 밴드를 양손으로 잡습니다.
- 두발로 선 상태에서 수상한 다리를 앞으로 최대한 내딛으면서 무릎을 굽힙니다.
- 수상한 무릎을 펴서 두발을 모아 서있는 자세로 돌아옵니다.
- 10~15회, 3세트

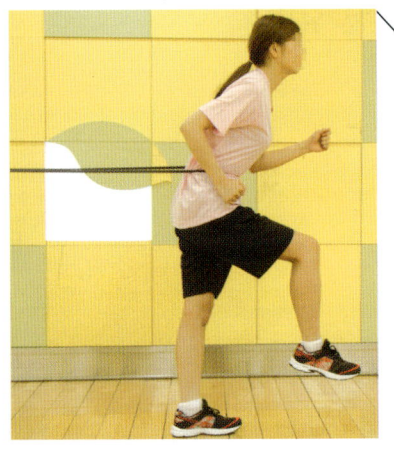

스포츠 줄을 이용하여 제자리 달리기

- 밴드를 허리에 차고 앞으로 가지 않도록 뒤에서 잡아준 상태에서 제자리에서 걷습니다.
- 20보, 3세트 실시

② 정확한 운동 동작을 할 수 있도록 훈련
③ 스포츠 특정 플라이오메트릭 운동

6. 플라이오메트릭 운동

① 양발로 상자 위로 뛰어오르기 훈련 지속

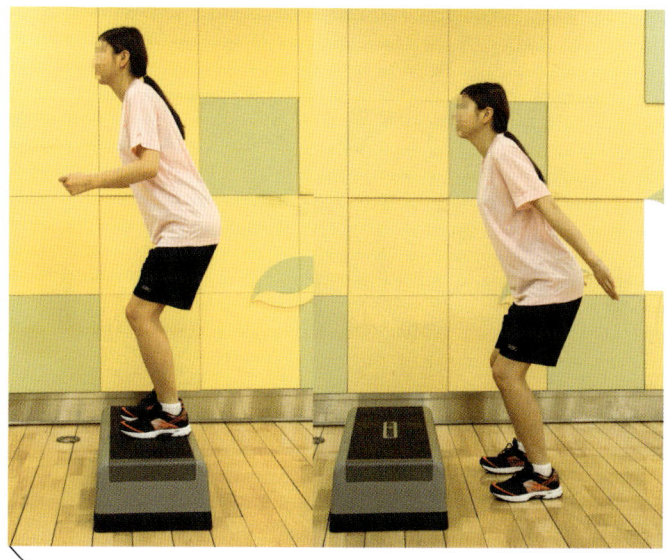

플라이오메트릭

- 양발을 모은 상태에서 낮은 발판 위로 뛰어 오릅니다.
- 10~15회 반복
- 3세트 실시

7. 민첩성 및 스포츠 특화 운동

① 점차 실제로 복귀, 상대가 없는 상태에서 시작하기
② 경기로 복귀하면서 상대가 있는 상태에서 운동하기
③ 스포츠 특정 훈련 : 사이드 셔플, 카리오카, 급출발/급정지, 진행방향으로 45도로 급정지, 90도로 급정지, 복합 민첩성 운동

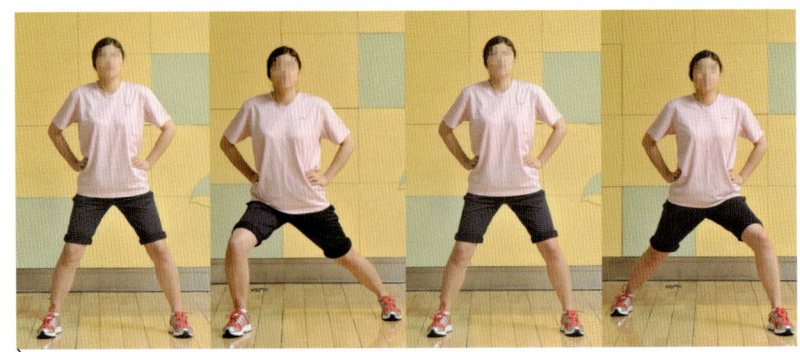

사이드 셔플

- 양쪽 무릎을 굽힌 상태에서 오른쪽으로 오른발을 내딛고 버틴 다음 다시 제자리로 돌아옵니다. 다음으로 왼쪽으로 왼발을 내딛고 버틴 다음 다시 제자리로 돌아옵니다.
- 왼쪽, 오른쪽 번갈아 가면서 합니다.
- 15회, 3세트 실시

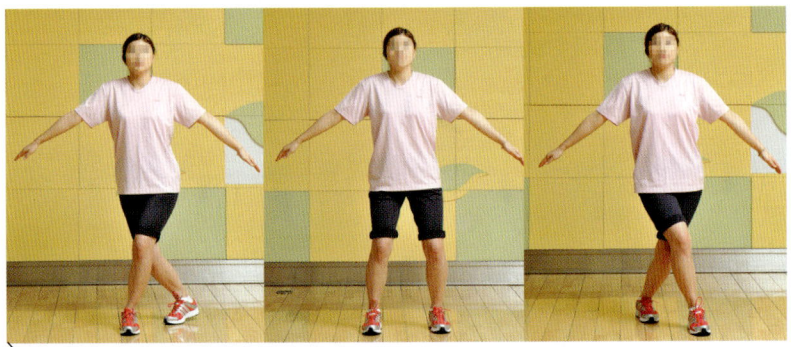

카리오카

- 양쪽 팔을 벌리고 양쪽 발을 교차하면서 걷습니다.
- 동시에 허리는 내딛는 발 방향으로 양쪽 팔과 함께 회전시켜 줍니다.
- 20회 반복, 3세트 실시

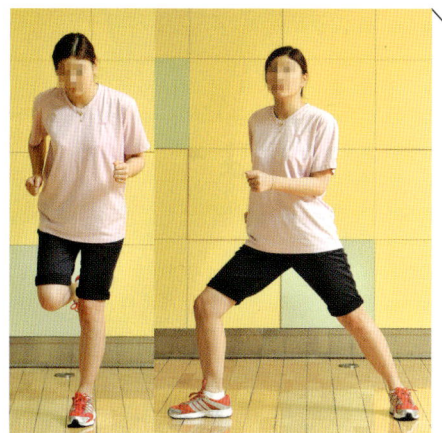

진행방향의 45도 급정지

- 앞으로 걸어가다가 진행방향에 45도 방향으로 수상한 다리 쪽 발을 내디디면서 멈춥니다.
- 20회 반복, 3세트 실시

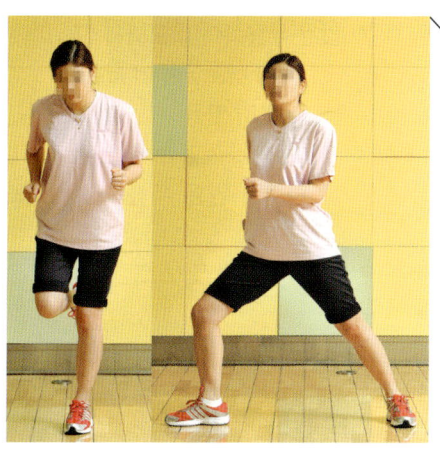

진행방향의 90도 급정지

- 앞으로 걸어가다가 진행방향에 90도 방향으로 수상한 다리 쪽 발을 내디디면서 멈춥니다.
- 20회 반복, 3세트 실시

8. 반복되는 손상 예방

① 스포츠로 복귀 후 근지구력을 유지

제7기 성취 목표

☑ 1. Criteria for return to sport (P)
   ① 수동 및 능동 신전이 다치지 않은 무릎쪽과 동일
      (Passive and active extension symmetrical to
       the non-involved knee)
   ② 굴곡각도의 차이가 다치지 않은 무릎쪽과 비교해서 5도 이내
      (Flexion within 5 degrees of the noninvolved knee)
   ③ 통증이 거의 없으며 운동 후에도 붓지 않음
      (Minimal pain, no increase swelling with exercise)
   ④ 사두근 근력이 Hop test 상 다치지 않은 무릎쪽과 비교하여 90% 이상
   ⑤ 최대한의 민첩성, 점프, 한발 뛰기, 컷팅 및 스프린팅 시행 시 특이한 문제가 없음
      (Tolerating full effort agility, jumping, hopping, cutting,
       and sprinting activities without asymmetries or symptoms)
   ⑥ 연습경기에 완전히 참여 가능할 때
      (Full participation in practice)

★ 담당 의료진이 위 내용을 확인하여
성취목표가 달성된 후 스포츠 경기로 복귀가 가능합니다.